小偏方 大妙用

程宝书　张胜利◎编著

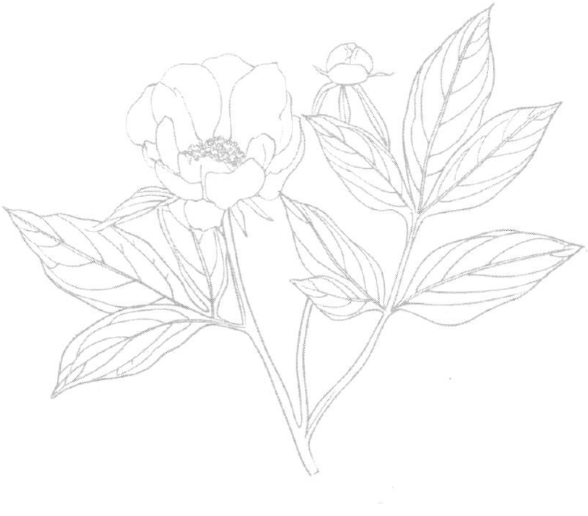

中国健康传媒集团
中国医药科技出版社·北京

内 容 提 要

本书收集了在民间广泛流传的治疗100多种病症的偏方妙法。这些方法都具有简、便、廉、验的特点，一看就会，一用就灵，选穴少，易操作，适合基层医务工作者选用。随书附赠保健按摩视频，有助于普及中医药知识，提升大众防病治病素养。本书适合中医爱好者及基层医务工作者阅读。

图书在版编目（CIP）数据

小偏方　大妙用 / 程宝书，张胜利编著 . -- 北京 ：中国医药科技出版社，2025. 4. -- ISBN 978-7-5214-5136-8

Ⅰ. R289.2

中国国家版本馆 CIP 数据核字第 2024FT9458 号

美术编辑　陈君杞
版式设计　也　在

出版　**中国健康传媒集团** | 中国医药科技出版社
地址　北京市海淀区文慧园北路甲 22 号
邮编　100082
电话　发行：010-62227427　邮购：010-62236938
网址　www.cmstp.com
规格　880 × 1230mm 1/32
印张　9 7/8
字数　144 千字
版次　2025 年 4 月第 1 版
印次　2025 年 4 月第 1 次印刷
印刷　北京盛通印刷股份有限公司
经销　全国各地新华书店
书号　ISBN 978-7-5214-5136-8
定价　49.00 元

获取新书信息、投稿、为图书纠错，请扫码联系我们。

前　言

我是一名老中医，在数十年的临床工作中，经常用一些偏方妙法为患者治病，深受欢迎。曾用鲜车前草煎汤治愈尿路感染引起的尿闭，用童便治愈顽固的鼻出血，用食醋缓解胆道蛔虫病患者右上腹绞痛，用大黄煎汤漱口治愈口腔溃疡，用五倍子粉敷脐治愈自汗盗汗，用膏肓穴刺血拔罐治愈急性乳腺炎，用耳垂刺血治愈经常复发的麦粒肿，用针刺涌泉穴治愈癔病失语症……验案多多，不胜枚举。为了普及中医药知识，推广这些具有简（用药简单）、便（操作方便）、廉（经济实惠）、验（疗效卓著）特点的偏方妙法，防病治病，造福于民，我根据自己多年的经验，编著了这本《小偏方 大妙用》。

本书内容丰富，切合实用，内、外、妇、儿、五官、传染病等科常见病证大都包罗其中，各种妙药效方多能兼收并蓄。书中不乏历代名医的验方和治疗经验，也有民间流传的治病绝招。所用药物多为唾手可得、极易识别的寻常草木、食物，或是在药店中容易购得的中药。一经应用，立显功效。所用针刺方法，简单明了，一看就懂，一学就会，人人都能掌握，家家都可应用。这些偏方妙招，既能及时解除患者的病痛之苦，又能减轻家庭的经济负担，实现“不花钱或少花钱也能治病，不求人或不求医也能疗疾”的目标。推广这些行之有效的防病治病经验，虽不能尽愈诸病，但对于广大基层患者来说，不失为一种雪中送炭的善举。

“看病难，看病贵”是当今社会关系民生

的重大问题，解决这个“老大难”，要从多方面入手。我认为普及中医药知识，使广大民众和基层医务工作者掌握一些简单而又实用的偏方妙法，是很重要的一环。很多常见病不一定非得到医院看医生，只要自己掌握一些简易的治疗方法，就可以让疾病及时、有效地得到救治。既能避免医院扎堆排长龙的局面出现，又能节省费用，是一举数得的好办法。本书将繁琐的治病过程简约化，使之由繁返约，便于普及；将少数医生掌握的医疗方法大众化，使之回归民间，用于基层，服务民众，是解决“看病难，看病贵”问题的有益尝试。

在全民共建和谐社会的今天，济人利物之心不可一日不存，济人利物之事不可一日不为。望本书的出版能成为健康之金符鸿宝、祛病之灵丹妙药。得此一编，如得一医，偶发一病，对症检方以疗之，方便快捷，见效甚速。一人病愈，全家快慰，斯乃利济之心、仁爱之怀使之然也。倘能如此，余之愿足矣！

余虽竭尽忠诚，搜方寻药，期能十全，但目力所及，常挂一漏万，书中瑕疵，在所难免，敬乞高明斧而正诸。

程宝书

2025年仲春于上海

目　录

肺系病证

心系病证

脑系病证

脾胃系病证

肝胆系病证

肾系病证

寄生虫病

气血津液病证

肢体经络病证

外科病证

妇科疾病

儿科疾病

五官科病证

其他病证

肺系病证

感冒

大椎穴点刺拔罐

病证 感冒发热多因风寒、风热、暑湿之邪郁遏经络而产生，尤以阳经经气被遏而发热为著。

取穴 大椎穴。大椎穴又名百劳穴，属督脉，为手、足三阳经交会穴。在后正中线上，第7颈椎棘突下凹陷中。

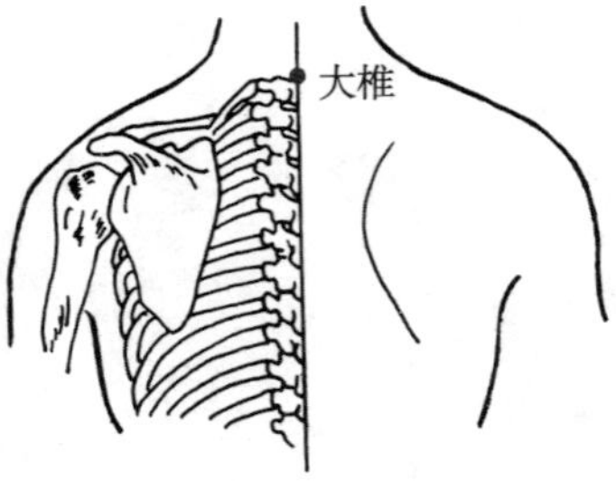

大椎穴定位图

操作方法 常规消毒，用三棱针在大椎穴及其周围（上、下、左、右）点刺后拔罐15分钟，拔出血少许。一般点刺拔罐1~2次即可见效。

说明 大椎穴属督脉，为手、足三阳经交会穴，总督诸阳。点刺拔罐放血有疏调阳经经气、泻邪清热之良效，能退热于顷刻之间。《玉龙歌》说："满身发热痛为虚，盗汗淋淋渐损躯。须得百劳椎骨穴，金针一刺疾俱除。”此之谓也。

米醋熏蒸

病证 流行性感冒简称“流感”，是由流感病毒引起的一种常见急性呼吸道传染病，以冬、春季多见。典型流感起病急，潜伏期为数小时至 4 天，一般为 1~2 天。伴高热，体温可达 39~40℃；伴畏寒，一般持续 2~3 天。亦有全身症状，如乏力、头痛、头晕、酸痛。某些症状持续时间长，如体温恢复正常后乏力可持续 1~2 周。呼吸道症状轻微，常有咽痛，少数有鼻塞、流涕等。少数有恶心、呕吐、食欲不振、腹泻、腹痛等。流感传染性强，并发症多，采取预防措施十分重要。

方药 食用米醋（9 度）适量。

用法 关闭门窗，用 1~2 倍水将米醋稀释后加热熏蒸，每次 1 小时，每立方米空间用 2~10ml。每日或隔日 1 次，连续熏蒸 3~6 天。

说明 据《本草拾遗》记载，醋有“消食，杀恶毒”的功效，对流感病毒似有杀灭作用。

慢性支气管炎

棉花根煎服

病证 慢性支气管炎属于中医学“咳嗽”“久嗽”范畴。久病必虚，故本病的本质多属虚寒，反映在肺、脾、肾三脏之虚，多见于慢性支气管炎的临床缓解期。如果上呼吸道反复感染，病情加剧，则出现实、热、痰、湿的证候，造成邪实正虚的复杂局面。

方药 棉花根 100~200g（或棉花根皮 50g）。

用法 水煎 2 小时以上，每日 2~3 次分服。每日 1 剂，10 天为 1 个疗程。

说明 现代药理研究证明，棉花根有止咳、祛痰、平喘、抗菌及抗病毒作用，故治疗慢性气管炎有效。据《全国防治慢性气管炎 18 种有效药物研究进展简介》介绍，临床观察数千例使用棉花根治疗慢性支气管炎的案例，有效率达到 70%~80%，显效率约为 30%。一般服药 1~2 周见效，不少患者在服药过程中食欲增加，睡眠好转，体力增强。部分患者服药初期出现口干、恶心、上腹不适，个别患者有头晕现象，但可自行消失。

肺脓肿

鱼腥草水煎加鸡蛋搅服

病证 肺脓肿是肺局部化脓性感染，肺组织坏死，形成空腔并积聚脓液的病证。肺脓肿的临床表现根据病因不同而异。绝大多数患者早期出现高热、寒战、咳嗽、胸痛等症状，白细胞计数增多。数日后，脓腔破溃，与支气管相通，患者咳出脓痰，往往有恶臭气味，痰中有坏死组织，有时带血。此时，急性感染症状减轻，患者体温下降，一般情况改善。如脓腔引流通畅，治疗及时、适当，脓肿可能愈好，肺部炎症消失，患者康复；如抗炎治疗不及时，脓腔引流不通畅，则肺部化脓性感染持续存在，形成慢性肺脓肿，患者大量咳脓痰，出现乏力、消瘦、贫血、低白蛋白血症，有时有呼吸困难，常有杵状指（趾）。

方药 鱼腥草 30g（或鲜品 100g），鸡蛋 1 个。

用法 鱼腥草加水 1 碗，浸泡 1 小时后煎沸即可，不可复煎。滤去药渣，入鸡蛋搅和。每日 1 剂，2 次分服。10 天为 1 个疗程。

说明 此方为上海华东医院名医沈六吉的经验方，用以治疗肺脓肿有特效。《本草经疏》载鱼腥草为“治痰热壅肺，发为肺痈吐脓血之要药”，既能清热解毒，又能排脓消痈。其有效成分容易挥发，故不可久煎。临床应用鲜品效果优于干品。鸡子黄、鸡子白均有润肺利咽、滋阴养血之功，与鱼腥草合用，攻邪为主，兼以扶正，相辅相成，故能见效。

咯血

白及粉内服

病证 咯血是肺络受伤而致血经气道自肺中咳

出，或纯血鲜红，或痰血相兼，或痰中带血丝的现象，又称“嗽血”。外邪袭肺、痰瘀阻肺、肝火犯肺、肺肾阴虚、气虚不摄等病因均可致肺络受损，肺气上逆，血溢气道。一般外感咯血病程短，起病急，初起即有发热恶寒等表证；内伤咯血起病缓，病程长，均有脏腑阴阳、气血虚衰或偏盛的表现。

方药 白及粉。

用法 成人每次服3~5g，每日3次。3个月为1个疗程。

说明 《本草汇言》说：“白及，敛气、渗淡、止血、消痈之药也。此药质极黏腻，性极收涩，味苦气寒，善入肺经。凡肺叶破损，因热壅血瘀而成疾者，以此研末日服，能坚敛肺脏，封填破损，痈肿可消，溃败可托，死肌可去，脓血可洁，有托旧生新之妙用也。”一味白及称独圣散，《医方集解》说：“白及苦辛收涩，得秋金之令，能补肺止血，故治肺损红痰。又能蚀败疽死肌，为去腐生新之圣药。”根据临床观察，白及治疗支气管扩张引起的咯血犹有特效。

大蓟根加冰糖温服

病证 咯血。

方药 大蓟鲜根 50g。

用法 洗净捣烂后，加冰糖 25g，水煎半碗温服。每日服 2 次，10 天为 1 个疗程。

说明 大蓟俗名刺儿菜、马刺刺等，大地郊野，处处有之。《本草经疏》说：“大蓟根最能凉血，血热解，则诸症自愈。其性凉而能行，行而带补，补血凉血，则荣气和，荣气和故令肥健也。”此方用鲜大蓟根，力专而效宏，既有止血之功，又有补益之力，治疗肺热咯血，其效不凡。

藕加蜂蜜煮熟服

病证 咯血。

方药 藕 1 节，蜂蜜适量。

用法 大藕一段去头，孔内灌满蜂蜜，再与切开的部分合在一起，用纸封好，煮极熟食之。每日 2

次，10 天为 1 个疗程。

说明 本方出自《集验良方》。藕为寻常之菜蔬，最能清热生津，通利肺窍，有止咳凉血之功。《本草汇言》说:“藕，凉血散血，清热解暑之药也，其所主，皆心脾血分之疾……如血热血滞之病，悉潜消而默化矣。”蜂蜜善润肺通便，降气止咳。二药合用，治疗肺燥引起的咳嗽、咯血最为合拍。

咳嗽

仙人掌加白糖煎汤服

病证 肺热咳嗽是肺内郁热，肺气失宣而出现的以咳嗽为主证候。临床主要表现为咳嗽，咳黄痰或白黏痰，伴有口干、咽痛、便秘、尿赤、身热或喘息等症状，舌质红，苔薄黄或黄腻，少津，脉滑数或细数。

方药 仙人掌（鲜品）100g，白糖 30g。

用法 煎汤，分 2 次服完。每日 1 剂，5 次为 1

个疗程。

说明 《陆川本草》说仙人掌“消炎解毒，排脓生肌。主治疮痈疖肿，咳嗽”。《中药大辞典》说：“主治心胃气痛，痞块，痢疾，痔血，咳嗽，喉痛，肺痈，乳痈，疔疮，烫火伤，蛇伤。”临床报道，仙人掌治疗急性咽炎、急性气管炎、慢性支气管炎合并感染、支气管扩张、肺炎引起的咳嗽，均能取得良好的效果。

松子核桃仁膏冲服

病证 肺虚液少或燥邪伤肺所致的咳嗽称为肺燥咳嗽，表现为咳嗽，痰少，喉中声哑，烦渴引饮，大便秘涩，肌肤干燥。《金匮翼·燥咳》：“肺燥者，肺虚液少而燥气乘之也。其状咳甚而少涎沫，咽喉干，气哽不利。子和云：燥乘肺者，气壅不利，百节内痛，皮肤干燥，大便秘涩，涕唾稠黏。”治宜清燥润肺。

方药 松子仁 50g，核桃仁 100g。

用法 共研成膏，和熟蜜 25g 收之。每次服 10g，开水冲服。每日服 3 次，10 次为 1 个疗程。

说明 此方出自《玄感传尸方》，名曰凤髓丹，治肺燥咳嗽。松子仁含有脂肪油，有养液、息风、润肺、滑肠之功能。核桃仁亦含有脂肪油、蛋白质、糖类，有温补肺肾、润肠通便之作用。二药与蜂蜜合用，肺润而燥咳止，便通而逆气降。其味甘美，可代点心食之，老人尤宜，是延年益寿之佳品。

款冬花卷烟点燃吸烟

病证 临床上，咳嗽时间超过 3 周，胸腔 X 线检查无明显病变者，称为不明原因慢性咳嗽，简称慢性咳嗽。

方药 款冬花。

用法 将款冬花用纸卷成烟卷状，点燃吸烟。每次吸 1~2 根，每日 2 次。10 天为 1 个疗程。

说明 《外台秘要》中记载："崔知悌治久嗽方，每旦取款冬花如鸡子许，少蜜拌花使润，纳一升铁铛中，又用一瓦碗钻一孔，孔内安一小竹筒（笔管亦得），其筒稍长，作碗铛相合及插孔处，皆面泥之，勿令漏气。铛下着炭，少时款冬烟自从筒出，则口含筒吸取烟咽之。如胸中稍闷，须举头，即将指头按筒头，勿令漏烟气，吸烟使尽止。如是，五日一为之。”原方为崔氏熏法，今变通为吸烟法，更为方便。

萝卜干服食

病证 虚劳咳嗽是因肺伤胃弱，营卫衰微，气不温充而生的病证。肺主气，为五脏之盖，其脉环循胃口，肺脏劳伤则令人咳嗽上气，或唾脓血，寒热潮作，面赤口干，偏卧喜汗，不能饮食，肌肤消瘦。

方药 白萝卜 10 余个，槐条若干。

用法 秋日鲜白萝卜去干叶，自顶端中心穿以鲜槐条，令槐条头透出根外，悬在茂盛树上百日，至 101 日取下。用时去槐条，将萝卜切片煮烂，每服 1 个，数服即愈。

说明 本方出自《医学衷中参西录》。《日华子本草》载萝卜“能消痰止咳，治肺痿吐血，温中补不足，治劳瘦咳嗽”。白萝卜能消积滞，化痰热，下气，宽中，解毒。既能补中益气，又可化痰止咳。秋天可提前准备，以备不时之需。

哮喘

仙人掌烤熟食用

病证 哮喘是一种常见的呼吸道疾病，被医学界公认为四大顽症之一，临床表现为反复发作性喘息、呼气性呼吸困难、胸闷或咳嗽等症状，常在夜间和（或）清晨发作或加剧。多数患者可自行缓解，或经治疗缓解。

方药 仙人掌。

用法 仙人掌去皮和棘刺，涂一层蜂蜜，用火烤熟（或蒸熟）后服食。每日 1 次，每次食用约手掌 1/2 大小。症状消失，即可停药。

说明 《陆川本草》谓仙人掌“消炎解毒，排脓生肌。主治疮痈疖肿、咳嗽”。《贵州民间方药集》谓之“为健胃滋养强壮剂，又可补脾，镇咳，安神，治心胃气痛、蛇伤、浮肿”。其治疗支气管哮喘有神奇的效果。

洋金花卷烟点燃吸烟

病证 哮喘。

方药 洋金花叶与花。

用法 卷烟吸之，每次 3~5 分钟，每日 1~2 次。

说明 本方用之有捷效，可作临时平喘用。洋金花有毒，不可多用。喘止后可根据患者的病情另予他药。洋金花即曼陀罗花。《外科十三方考》载立止哮喘烟：“罗陀曼花两五，火硝一钱，川贝一两，法夏八钱，泽兰六钱，冬花五钱。上共研细末，用老姜一斤捣烂取汁，将药末合匀，以有盖茶盅一只盛贮封固，隔水蒸一小时久，取出，以熟熟烟丝十两和匀，放通风处，吹至七八成干时，贮手香烟罐中备用。每日以晨烟筒如常法吸之。”

核桃仁柿霜饼服食

病证 哮喘。

方药 核桃仁 500g，柿霜饼 500g。

用法 先将核桃仁饭甑蒸熟，再与柿霜饼同装入瓷器内蒸之，融合为一，晾冷随意食之。

说明 此为食疗之方，香甜可口，可代甜点，故治小儿尤宜。核桃仁温补肾肺，动物实验证实其有平喘镇咳作用；柿霜饼清热润燥，化痰宁嗽。二药合用，治疗肺肾两虚之咳喘有较好效果。此方名曰水晶桃，《医学衷中参西录》云其主治“肺肾两虚，或咳嗽，或喘逆，或腰膝酸痛，或四肢无力。以治孺子尤佳”。

尘肺

白及粉内服

病证 肺尘埃沉着症又称尘肺、矽肺、硅肺，因长期吸入大量含有游离二氧化硅粉尘引致，是一种以肺部广泛的结节性纤维化为主的疾病。尘肺患者一般在早期无症状或症状不明显，随着病变发展，症状增多，主要表现为咳嗽、咳痰、胸痛、胸闷、气急等。患者因粉尘刺激和呼吸道炎症而咳嗽，或有反射性咳嗽。咳嗽的程度和痰量的多少与支气管炎或肺部继发感染密切相关，但与尘肺病变程度并不一致。少数患者可有血痰。如有反复大量咯血，则应考虑合并结核或支气管扩张。40%~60% 的患者有针刺样胸痛，多位于前胸中上部的一侧或两侧，与呼吸、体位及劳动无关，常在阴雨天和气候变化时出现。胸闷、气急程度与病变范围和性质有关。病变广泛、进展快，则气急明显，并呈进行性加剧。这是肺组织广泛纤维化，肺泡被大量破坏，支气管狭窄及胸膜增厚、粘连导致肺的通气和换气功能受损的结果。患者尚有头昏、乏力、心悸、胃纳减退等症状。早期尘肺患者体检常无异常发现。重度尘肺时结节融合，肺组织收缩，可有气管移位和叩诊浊音。

方药 白及粉

用法 每次服 5g，日服 3 次。1 个月为 1 个疗程，连服 5~10 个疗程。

说明 《滇南本草》云白及“治痨伤肺气，补肺虚，止咳嗽，消肺痨咯血，收敛肺气”。《中国药用植物图鉴》云其“治尘肺”。临床报道，44 例单纯性尘肺患者服用白及粉 3 个月至 1 年，胸痛、气急、咳嗽、吐黑痰、咯血等症状显著减轻或消失，体重增加，肺功能改善，血液浓枸橼酸钠反应有所进步，但 X 线改变不太显著。

心系病证

心悸

针刺内关

病证 心悸指患者自觉心中悸动，甚至不能自主的一类症状，属中医学“惊悸”“怔忡”范畴。发生时，患者自觉心跳快而强，并伴有心前区不适感。可见于多种疾病发生发展过程中，多与失眠、健忘、眩晕、耳鸣等并存。凡各种原因引起心脏搏动频率、节律发生异常，均可导致心悸。

取穴 内关穴。内关穴属手厥阴心包经，为手厥阴心包经络穴，八脉交会穴之一，通于阴维脉。在前臂掌侧，腕横纹上2寸，掌长肌腱与桡侧腕屈肌腱之间。

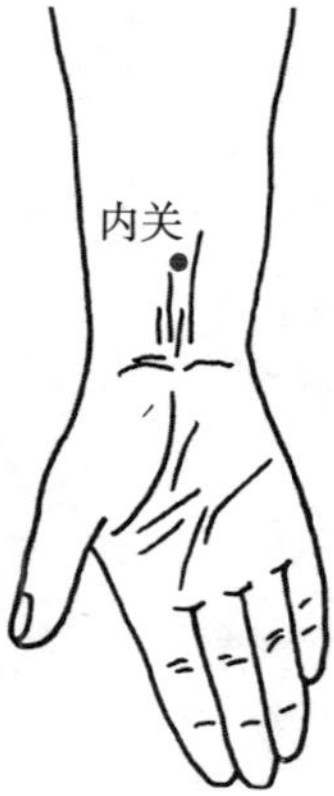

内关穴定位图

操作方法 治疗前听诊心脏并记录心率。嘱患者平卧，全身放松，选准内关穴，常规消毒后选用1.5~2.5寸毫针，直刺单侧或双侧内关穴，行捻转补法，留针5~10分钟。如自觉症状未见明显缓解，留针期间行针1~2次即可。待症状缓解后再测心率。

说明 心悸的发生常与心虚胆怯、心血不足、心阳衰弱、水饮内停、瘀血阻络等因素有关。表现为自觉心跳、心慌，脉搏每分钟可达100次以上。其病机为心失所养，不能藏神。《拦江赋》说：“胸中之病内关担。”内关穴为手厥阴心包经经穴，其经脉循行起于胸中，出属心包络，从胸至腹依次联络上、中、下三焦。针刺该穴可疏通经气，调节人体脏腑气血，起到治疗作用。临床研究表明，单侧取穴与双侧取穴均有效，初发心悸及症状轻者宜单侧取穴，反复发作及症状重者宜双侧取穴。

心绞痛

醋煮薤白顿服

病证 心绞痛是冠状动脉供血不足，心肌急剧地暂时缺血与缺氧引起的临床综合征。其特点为阵发性前胸压榨性疼痛，可伴有其他症状，疼痛主要位于胸骨后部，可放射至心前区与左上肢，常发生于劳累或情绪激动时，持续数分钟，休息或用硝酸酯制剂后消失。本病多见于男性，多数患者年龄40岁以上，劳累、情绪激动、饱食、受寒、阴雨天气、急性循环衰竭等为常见诱因。

方药 薤白鲜者50g。

用法 以好醋煮熟，顿服。

说明 薤俗名小根蒜，初春采之，以为菜蔬。其味甚美，能理气，宽胞，通阳，散结。张仲景创栝蒌薤白白酒汤治胸痹，为千古名方，足证其效不凡。本方重用薤白，可通调气机，通则不痛。用醋煮之，取其酸而敛之，使薤白理气而不致散气。

按压至阳穴

病证 心绞痛。

取穴 至阳穴。至阳穴属督脉，在背部，当后正中线上，第7胸椎棘突下凹陷中。

操作方法 患者急性胸腹疼痛发作时，医者将大拇指尖端放在其至阳穴上，顺时针方向不断揉按，力度由轻到重，以患者感到穴位处有痛感为度。一般按压 1~2 分钟疼痛即可缓解。患者也可以自己握拳，两臂向后，用拳尖敲击至阳穴，迅速止痛。

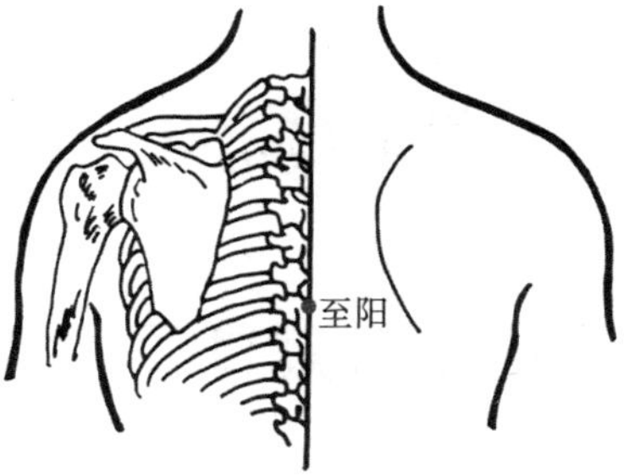

至阳穴定位图

说明 心绞痛属于中医学“胸痹”“真心痛”等范畴，多因胸阳痹阻导致阴阳失调，气血瘀阻而成病。督脉为阳经之海，经气自下而上，到至阳穴最为隆盛，故曰阳中之阳。以指代针刺激此穴，可使阳气四布，通达胸腹，起到“益火之源，以消阴翳”的作用。阴阳燮理，气血调和，自无胸痹之患矣。指压至阳穴，可以缓解多种急性胸腹痛，如胃痉挛、胆囊炎、胆道蛔虫病疼痛及肋间神经痛、胸膜炎疼痛等。每天用拳尖敲击至阳穴，每次敲击 3~5 分钟，可预防心绞痛发作，增强心脏功能。

高血压

葵花盘糖浆口服

病证 高血压是一种以体循环动脉收缩压和舒张压升高为特征的临床综合征，是目前临床常见的心血管疾病之一。流行病学调查发现，血压值在130/80mmHg以上时，患者心、脑、肾等靶器官损害的发生率随血压增高而显著增加。目前临床已取消临界高血压之说，将高血压的标准定为140/90mmHg，便于对轻型高血压患者的血压水平进行管理和控制。

方药 向日葵花盘。

用法 做成葵花盘糖浆（每100ml含葵花盘干粉75g），每次服20ml，日服3次。

说明 动物实验证明，葵花盘乙醇浸出液有显著的降压作用。临床报道用葵花盘糖浆治疗Ⅱ、Ⅲ期高血压患者10例，服药2个月后，4例显效，4例改善，2例无效（系Ⅲ期患者，其中1例症状亦有改善）。有效病例血压均于1周内开始下降。未见副作用及肝功能变化。

吴茱萸醋调敷脚心

病证 高血压。

方药 吴茱萸。

用法 研末，每次取30~50g，用醋调敷两足心（最好睡前敷，用布包裹）。一般敷12~24小时后血压开始下降，患者自觉症状减轻。轻症敷1次，重症敷2~3次，即有降压效果。

说明 《本草衍义》云："吴茱萸下气最速。"高血压多表现为肝阳上亢，吴茱萸醋调敷脚心可引逆气下行。

针刺曲池

病证 高血压。

取穴 曲池穴。曲池穴属手阳明大肠经，为手阳明大肠经合穴。在肘区，尺泽与肱骨外上髁连线中点。

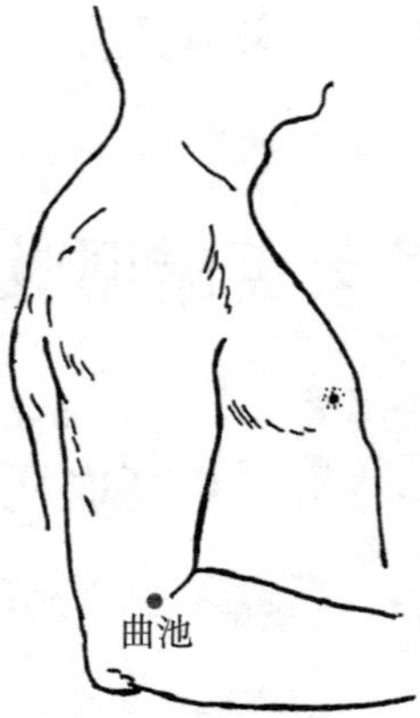

曲池穴定位图

操作方法 患者取坐位或仰卧位，曲肘80°~90°，紧靠肘关节骨边缘取穴。常规消毒后，选用2~3寸长的毫针直刺双侧曲池穴，根据体形胖瘦，向少海穴透刺1.5~3寸，运针得气后，用捻转提插手法，使针感上传至肩，下行于腕，以出现酸、麻、胀感为度。1分钟后停止运针，每5分钟行手法1分钟，30分钟后每10分钟行手法1次，留针1小时即可出针。每天1次，15天为1个疗程。

说明 曲池为手阳明大肠经合穴，主治咽喉肿痛、齿痛、目赤痛、热病、上肢不遂、手臂肿痛、高血压、癫狂等；少海为手少阴心经合穴，主治心痛、肘痛、挛痛、瘰疬、头颈痛、腋胁痛等。曲池透少海可平肝泻火，达到平衡阴阳的目的。在针前、针后测量血压，发现针刺有即刻降压的效果。随着针刺次数的增加，即刻降压的幅度减少，血压反跳的程度也减轻。1个疗程可收到较明显的降压效果，同时对改善临床症状也有一定效果。

高脂血症

绿豆粉冲服

病证 高脂血症是血浆脂类浓度超过正常范围的疾病。当血浆脂蛋白超过正常高限时，称为高脂蛋白血症。大部分脂质与血浆蛋白结合而转运全身，故高脂血症常反映高脂蛋白血症。临床上高脂血症分原发性和继发性，前者罕见，属遗传性脂质代谢紊乱疾病；后者多为未控制的糖尿病、动脉粥样硬化、肾病综合征、黏液性水肿、甲状腺功能低下、胆汁性肝硬化等疾病所伴发的并发症。

方药 生绿豆粉。

用法 每天早、晚用开水冲服 30g，第 1、2 个疗程 1 个月，第 3 疗程 3 个月。

说明 临床报道，治疗高脂血症 115 例，血压恢复正常者 25 例，好转 10 例；心电图显示 7 例心肌缺血患者中 5 例恢复正常。绿豆粉与肌醇烟酸酯治疗对照，降甘油三酯效果无明显差异（$P > 0.05$）；

降胆固醇、β脂蛋白的效果明显优于肌醇烟酸酯（$P < 0.05$），且副作用小。

动脉硬化

四仁膏内服

病证 动脉硬化是一种动脉的非炎症性病变，表现为动脉管壁增厚、变硬，失去弹性，管腔狭小。动脉硬化是随着年龄增长而出现的血管疾病，通常在青少年时期发生，至中老年时期加重。动脉硬化的最重要的3个诱因是高血压、高脂血症、吸烟，其他如肥胖、糖尿病、运动不足、紧张状态、高龄、家族病史、脾气暴躁等都与该疾病有关。

方药 柏子仁300g，核桃仁1000g，桃仁500g，松子仁300g，红糖（或用蜂蜜）1500g。

用法 前四味捣如泥，混合在一起，用红糖或蜂蜜调匀即成。每服10g，日服2~3次，温开水送下。

说明 本方为陕西省中医药研究所贾坤医师的自

拟方。核桃仁温补命门；桃仁破血疏滞；柏子仁滋肝肾；松子仁润肺开胃；再加蜂蜜调营卫，通三焦，安五脏，和百药。诸药合用，实为老年人的良方。长期服用不仅可治动脉硬化，且有延年益寿的作用，能益智安神，聪耳明目，养血止汗，润泽皮肤。

脑系病证

癫痫

一味铁氧汤煎服

病证 癫痫是多种原因引起的脑部神经元群阵发性异常放电所致的发作性运动、感觉、意识、精神、自主神经功能异常疾病。癫痫大发作表现为突然意识丧失，继而先强直后阵挛性痉挛，常伴尖叫、面色紫绀、失禁、舌咬伤、口吐白沫或血沫、瞳孔散大。持续数十秒或数分钟后痉挛发作自然停止，患者进入昏睡状态。醒后有短时间的头昏、烦躁、疲乏，对发作过程不能回忆。癫痫小发作表现为突发性精神活动中断，意识丧失，可伴肌阵挛或自动症。一次发作数秒至十余秒。单纯部分性发作表现为某一局部或一侧肢体的强直、阵挛性发作，或感觉异常发作，历时短，患者意识清醒。若发作范围沿运动区扩及其他肢体或全身，可伴意识丧失，发作后患肢可有暂时性瘫痪。

方药 长锈生铁。

用法 和水磨取其锈，磨至水成红色，煎汤服之。

说明 铁锈味辛、苦，性寒，功能清热解毒、镇心平胆。癫痫又称痫风，俗称羊痫风，多因肝火暴逆所致，故可用铁锈治之。《医学衷中参西录》称本方为一味铁氧汤，主治痫风及肝胆之火暴动成胁痛，或头痛目眩，或气逆喘吐，上焦烦热，至一切上盛下虚之证皆可。用其汤煎药，兼能补养血分。

癔病

皂角细辛冰片粉吹鼻

病证 癔病是一种常见的精神障碍，由明显的精神因素，如生活事件、内心冲突或情绪激动、暗示或自我暗示等引起。临床表现多种多样，多见急起的短暂精神障碍、身体障碍（包括感觉、运动和自主神经功能紊乱），没有器质性基础。病因主要是心理因素及遗传，癔病性格（如情感丰富、暗示性强、以自我为中心、富于幻想等）是癔病的易患因素。临床主要表现为麻木，感觉过敏，突然失明，突然发生完全性听力丧失；失音或喉部梗阻感；肢体瘫痪，不能站立或不能步行，但无肌肉萎缩；痉挛发作，倒地、抽搐，常常手足乱舞，有时扯头发、咬衣服。还可表现为突然地情感爆发，哭笑不止，撞头、捶胸顿足、满地打滚，常伴有情绪的急剧转变和戏剧性表现。有的心因性遗忘患者表现为选择性地遗忘与心理创伤有关的内容或某一阶段经历。神游症患者突然停止原先的活动外出漫游，可历时数日。

方药 皂荚 3g，细辛 3g，冰片 1g。

用法 将牙皂用刀刮去皮，与细辛、冰片共研为细末，装瓶密封备用。取一小纸片卷成细纸筒，取药面少许，以纸筒吹入患者鼻中，取嚏为度。

说明 本病属中医学“厥证”范畴，每因情志过极导致肝气不舒，气机逆乱，上壅心胸，阻塞清窍而发病。发病前患者每有精神受刺激病史，而后出现厥证，是使用本方的重要指征之一。皂荚能祛风豁痰，对局部黏膜有刺激作用；更加芳香走窜之冰片、细辛以开窍醒神。三药合用，药简力专。

针刺涌泉穴

病证 癔病。

取穴 涌泉穴。涌泉穴属足少阴肾经，为足少阴肾经井穴。在足掌部，卷足时足前部凹陷处，当足底第2、3趾趾缝纹与足跟连线的前1/3与后2/3交点处。

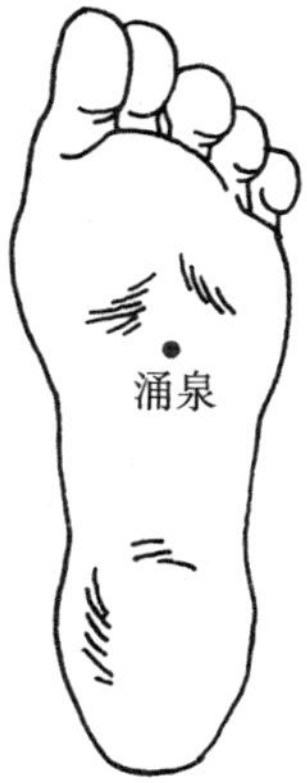

涌泉穴定位图

操作方法 先按揉患者一侧涌泉穴。皮肤常规消毒后，一手固定足腕，另一手将1.5寸毫针快速直刺入穴位，深度0.8~1寸，用强刺激手法，至有酸、麻、胀感为佳。5分钟后仍不见效者，再用同法刺另一侧涌泉穴。一般治疗1次即可获效。

说明 癔症性失语属于中医学“脏躁”“失音”“郁证”等范畴，多因身体素虚，七情过极，情志不遂而发病，女性居多。其症状表现可分为三方面：①精神病症：兴奋时哭笑无常，抑郁时睡眠不醒或木僵呆滞；②运动病症：失音、肢体瘫痪或震颤、痉挛；③感觉病症：突然失明、耳聋或喉部有物梗阻。《针灸甲乙经》说：“四肢不收，实则身疼痛，汗不出，目𥇦𥇦然无所见，怒欲杀人……狂如新发……涌泉主之。”此处的描述与癔病的症状大致相似。《灵光赋》说：“足掌下去寻涌泉，此法千金莫妄传。此穴多治妇人疾，男蛊女孕两病痊。”针涌泉穴，强刺激，可以泻肾经之火，清利头目。足少阴肾经支脉联络心，脉气与手厥阴心包经相接，故针涌泉穴有宁心安神之效。头目清，心神宁，癔病自愈。

另有一奇穴名手逆注，出自《备急千金要方》，在前臂部，手横纹上 6 寸，掌长肌与桡侧腕曲肌腱之间，治疗癔病有良效。

脾胃系病证

胃酸过多

乌贝散内服

病证 胃液若分泌过多会导致吞酸、反胃、吐酸水等症状出现，称为胃酸过多。胃酸过多在胃内发挥腐蚀作用，时间一长就会引起胃溃疡或十二指肠溃疡。

方药 乌贼骨粉（占比 85%），浙贝母粉（占比 15%）。

用法 二味按比例混合均匀，每次服 2~5g，每日 3 次，饭前服。或于上述散剂中再加入大黄粉，以纠正乌贼骨易导致便秘的副作用。

说明 此方原名乌贝散，对溃疡病及其引起的出血、穿孔均有较好的疗效。临床报道，一般服药 3~5 日即开始生效，患者食欲转佳，吞酸及上腹部疼痛感减轻或消失，大便恢复为黄色。多数患者经 1~3 个月治疗后症状、体征均消失或显著改善。

瓦楞子甘草粉冲服

病证 胃酸过多。

方药 瓦楞子（煅）250g，甘草 50g。

用法 共研细末，每次 10g，日服 3 次，饭前服。或每次 20g，于节律性疼痛发作前 20 分钟服用。

说明 临床研究证明瓦楞子有较强的制酸、止痛作用，甘草有降低胃酸、缓解疼痛的作用，对溃疡有治疗效果。临床观察 124 例胃酸过多患者，疗程最短 20 天，最长 56 天，治愈 29 例，好转 48 例，无效 17 例，总有效率达 89.19%。有些患者服药 5 分钟后疼痛即可缓解。一般无副作用，个别患者有颜面浮肿、尿血、尿混浊和泌尿系感染复发等现象。

消化道溃疡

复方红糖膏冲服

病证 胃、十二指肠溃疡是极为常见的疾病，患者有周期性上腹部疼痛、反酸、嗳气等症状，易反复发作，呈慢性过程。十二指肠溃疡较胃溃疡多见，二者有许多共同点：①发病都是胃酸作用的结果；②都是发生在幽门附近的慢性溃疡；③都具有不易愈合、易复发的倾向；④在疾病过程中都可以引起大出血、急性穿孔、慢性穿孔和幽门梗阻等并发症。

方药 复方红糖膏。

用法 红糖 250g（炒焦）、大枣 500g（蒸熟去皮核）、鲜生姜 120g（捣烂取汁）、花椒 60g（研细末），一并纳入鲜猪胃里，用线缝合后放进铝锅内文火蒸 2 小时后取出，装入瓷罐里封口，埋入土中，7 天后取出，置阴凉处备用。饭前半小时服一匙，每日 3 次（夜间症状明显者睡前加服 1 次），7 天为 1 个疗程，一般 3 个疗程可获痊愈。

说明 临床报道，治疗溃疡病65例，治愈52例，约占80%；好转13例，约占20%。

仙人掌粉冲服

病证 胃、十二指肠球部溃疡。

方药 仙人掌干。

用法 将仙人掌去刺洗净，切片晒干研粉。每次服1g，日服2次。治疗胃酸过多患者，可于每500g仙人掌粉中加入乌贼粉100~150g；治疗胃酸不高的患者，可于方中加入鸡内金粉50~100g。剂量、服法同上，21天为1个疗程。

说明 《贵州民间方药集》谓仙人掌“为健胃滋养强壮剂，又可补脾，镇咳，安神。治心胃气痛，蛇伤，浮肿”。临床报道，治疗8例胃、十二指肠球部溃疡患者，服药后上腹疼痛、反酸、黑便等症状均消失或好转；7例钡餐复查，龛影、球部充盈不佳及变形等改变大都消失。

黄蜡白矾鸡蛋炒熟服

病证 胃、十二指肠球部溃疡。

方药 黄蜡30g，白矾3g，鸡蛋4个，香油60g。

用法 先将白矾研成细面，打入鸡蛋混合均匀，另将黄蜡和香油置铁锅内熔化，再把白矾鸡蛋汁加入其中炒熟即成。方中药物如法加工炒熟食之，每日1次，症状消失后即可停用。

说明 本方系豫西民间验方，内服取其缓急止痛、收敛止血之功。白矾酸敛，止血止泻；黄蜡甘温，生肌止痛；香油甘凉，补中益气，消痈止痛；鸡蛋甘平，镇心安五脏。诸药合用，疗效显著。

鸡蛋壳甘草研粉冲服

病证 胃、十二指肠球部溃疡。

方药 鸡蛋壳、甘草各等份。

用法 鸡蛋壳洗净、焙干，勿焙焦，研成极细粉末，另将甘草研粉，二者充分混合。饭前1小时用生姜 7g 煎汤送服，每日服 3 次，每次服 7g。

说明 消化性溃疡病是一种常见病，治愈后易复发，大都因中虚胃寒，肝胃不和所致。方中甘草和中养胃，鸡蛋壳平肝制酸，合生姜祛寒理气止痛。药品虽平凡无奇，但价廉而效宏。

消化道出血

大黄粉冲服

病证 消化道出血是临床常见的危重证候。消化道是指从食管到肛门的管道。上消化道出血指发生在屈氏韧带以上的食管、胃、十二指肠、上段空肠及胰管和胆管的出血；下消化道出血为屈氏韧带以下的肠道出血。消化道出血可由消化道本身的炎症、机械性损伤、血管病变、肿瘤等因素引起，也可因邻近器官的病变和全身性疾病累及消化道导致。

方药 大黄。

用法 每次服大黄粉 3~5g，每日 3 次，血止后停服。酌情补液或输血，必要时转手术治疗。

说明 临床报道，共观察 1055 例上消化道出血患者，大黄止血有效率达 96.68%，止血时间均< 10 天（平均 2.2 天）。生大黄具有止血时间短、使用方便、价廉等优点，对大量出血、胃癌合并出血及老年患者的止血有效率分别达 80%、93% 及 95%。实验证明大黄安全无毒，含有丰富的钙、铁离子，对于虚证或实证的出血均有效。

胃痉挛

针刺梁丘

病证 胃痉挛是饮食不节，或精神长期高度紧张，或胃壁受到凉、辣刺激后产生抽掣性疼痛的急腹症状，发作时腹痛难忍，严重者伴见恶心、呕吐，多发于青壮年。

取穴 梁丘穴。梁丘穴属足阳明胃经，为足阳明胃经郄穴。在大腿前面，当髂前上棘与髌底外侧端的连线上，髌底上 2 寸。

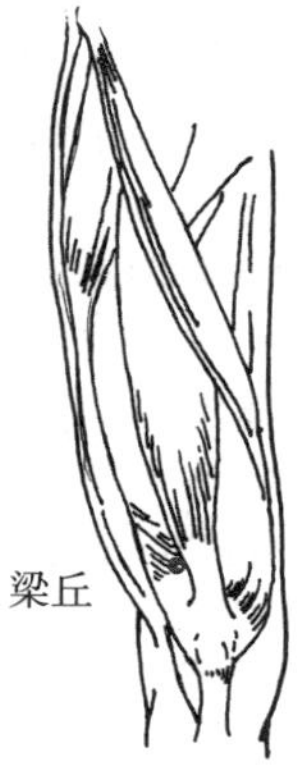

梁丘穴定位图

操作方法 患者取卧位，暴露双膝。选用 1.5 寸不锈钢毫针，垂直刺入梁丘穴 1 寸左右，得气后，双手同时捻针，行大幅度快速提插捻转泻法，使针感尽量上行，连续行针 5 分钟，留针 30~45 分钟，留针期间每 5 分钟行针 1 次。

说明 梁丘穴为足阳明胃经之郄穴，能疏通胃部气机，善治胃部的急性疼痛。《实用针灸学》载梁丘“主治膝关节疼痛或麻木，下肢不遂，胃炎，胃痛，腹泻，乳腺炎”。针刺梁丘穴治疗胃肠痉挛具有疗效高、见效快、方法简便易行的特点，是一种可靠实用的疗法。

胃下垂

枳实煎服

病证 站立时，胃的下缘达盆腔，胃小弯弧线最低点降至髂嵴连线以下，称为胃下垂。本病的发生多与膈肌悬吊力不足，肝胃韧带、膈胃韧带功能减退而松弛，腹内压下降及腹肌松弛等因素有关。加上体形或体质等因素，胃呈低张的鱼钩状，即为胃下垂所见的无张力型胃。本病是内脏下垂的一种，多见于瘦长无力体型者、久病体弱者、经产妇、多次腹部手术有切口疝者和长期卧床少动者。

方药 枳实。

用法 将枳实洗净，加2倍量的水浸泡24小时，待其发胀变软取出，剪为细块，再放原液中煮沸1.5小时，过滤，滤渣加水再煎，共煎3次，最后将滤渣挤压弃去。3次滤液微火浓煎使成66%或132%浓度的煎剂。每日3次，每次10~20ml，饭前半小时服。

说明 临床报道，治疗21例胃下垂患者，服药15~45天，痊愈8例，钡餐检查胃下极位置较未服药前显著升高，胃运动功能正常，临床自觉和他觉症状消失。好转6例，钡餐检查胃下极位置较未服药前有一定升高，胃运动功能有一定改善，临床自觉症状或他觉症状消失或减轻；或钡餐检查虽无明显进步，但临床症状消失。有效6例，钡餐检查无明显进步，临床自觉和他觉症状减轻。1例无效。

呃逆

柿蒂末黄酒调服

病证 呃逆为膈肌痉挛的一种临床表现，可发于单侧或双侧。膈肌痉挛是由各种原因引起的膈肌不自主的间歇性收缩运动。吸气时声门突然关闭，发出一种短促、特别的声音。正常健康者可因吞咽过快、突然吞气或腹内压骤然增高而出现呃逆，多可自行消退。有的可持续较长时间而成为顽固性呃逆。某些疾病的晚期出现顽固性呃逆，提示预后不良。

方药 柿蒂适量。

用法 将柿蒂烧灰存性为末，黄酒调敷，或用生姜、砂糖等份和匀，炖热送服。

说明 呃逆又名咳逆，《本草纲目》云："咳逆者，气自脐下冲脉直下至咽膈，作呃忒、謇逆之声也……古方单用柿蒂煮汁饮之，取其苦温能降逆气也。《济生》柿蒂散加以丁香、生姜之辛热，以开痰散郁，盖从治之法，而昔人常用之收效矣。”

韭菜籽粉冲服

病证 呃逆。

方药 韭菜籽 100g。

用法 炒熟，研成粉末，每次服 3~9g，日服 3 次。

说明 临床报道，共治 20 例呃逆患者，呃逆得到控制，明显缓解者 14 例；症状明显减轻，发作间隔时间延长者 6 例。见效最快者 1 天（5 例），最慢者 3 天（15 例）。服药期间未发现明显副作用。

针刺翳风

病证 呃逆。

取穴 翳风穴。翳风穴属手少阳三焦经，为手、足少阳经交会穴。在耳垂后方，当乳突与下颌角之间的凹陷处。

操作方法 患者取坐位。常规消毒，右手持针在选定的穴位上快速刺入0.5寸，留针30分钟，每5分钟运针1次。每日1次，连续针刺3~5次。

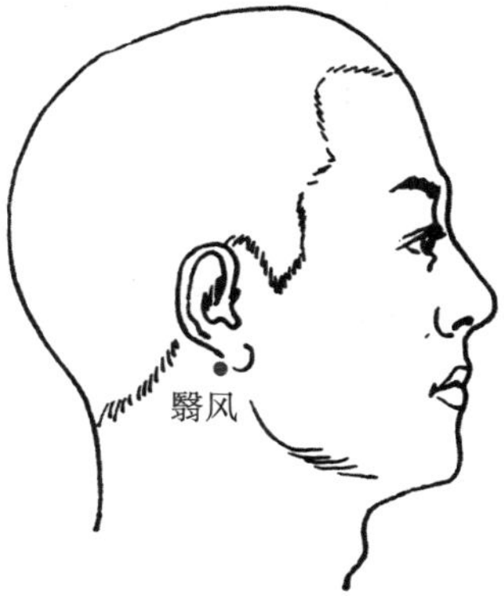

翳风穴定位图

说明 手少阳三焦经“散络心包，下膈，循属三焦”，故针翳风穴有通调三焦之气的功能，气机调，胃气降，呃逆可止。针刺时，嘱患者憋气三口，能提高疗效。若患者畏针，可以指代针按压翳风穴，亦有效。

呕吐

针刺素髎

病证 有声无物为呕，有物无声为吐，两者多同时出现。顽固性呕吐可见于多种疾病，常见于急慢性胃炎、胃扩张、胃潴留、贲门痉挛、幽门痉挛、胃肠功能紊乱、药物过敏等。

取穴 素髎穴。素髎穴属督脉，在面部，当鼻尖的正中央。

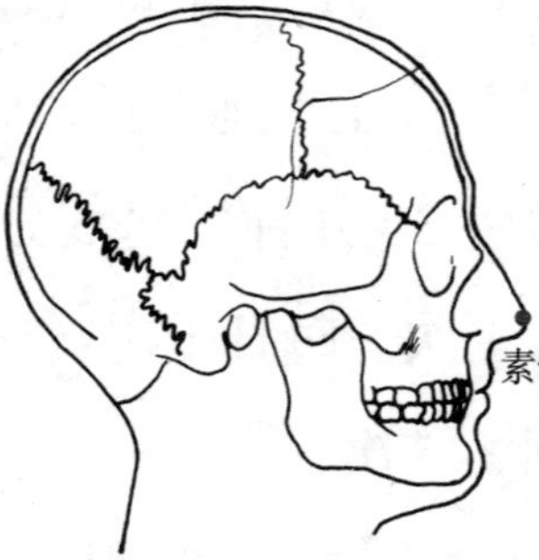

素髎穴定位图

操作方法 患者取坐位。选准穴位，局部常规消毒。术者以一手拇、食指捏住患者鼻尖向上推，充分暴露穴位，另一手持一次性 0.5 寸毫针快速刺入穴位，针刺深度成人 0.2~0.3 寸，小儿 0.1~0.2 寸为宜。起针后出血少许。每日 1 次，3 次为 1 个疗程。一般针 1~3 个疗程。

说明 《医学衷中参西录》说："督脉部分有素髎穴，刺同身寸之三分出血，最为治霍乱之要者。凡吐泻交作，心中缭乱者，刺之皆效。盖此穴通督脉，而鼻通任脉，刺此一处，则任督二脉可互相贯通，而周身之血脉亦因之可贯通矣。"本疗法可用于治疗各种病证引起的呕吐，特别是对急性呕吐，可当即缓解症状，收立竿见影之效。高血压、冠心病患者慎用。

另据《经验良方》记载："治眼生挑针（麦粒肿），在鼻尖上爆一灯火，屡经试验神效。"又说："风火眼初起如法爆之，屡获神效。"所谓爆灯火，就是用灯心草一节，蘸植物油点燃后立即接近穴位处皮肤，发出一声爆响，灯火即灭，患者感觉到似芒针刺痛，治疗即告完毕。此种方法又称十三元宵火，俗称"打灯火"。

点刺金津、玉液

病证 呕吐。

取穴 金津、玉液穴。二者皆为奇穴，位于舌下面，舌系带两侧的静脉上。左为金津，右为玉液。

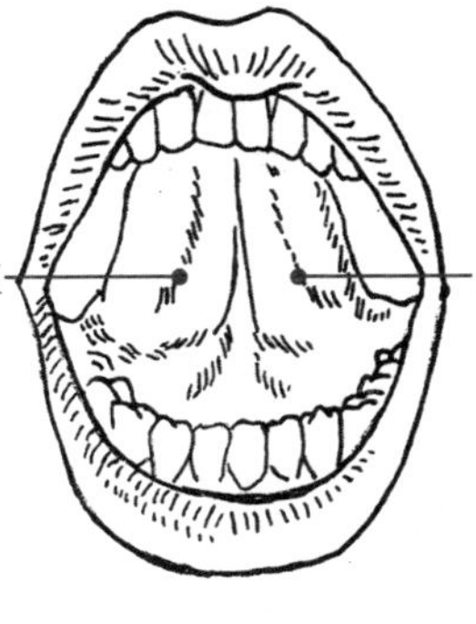

金津、玉液穴定位图

操作方法 令患者张口卷舌，暴露舌下紫筋。取2.5寸一次性无菌针灸针，分别对金津、玉液穴快速点刺，点刺后令患者漱口，将血吐出即可。1 日点刺 1 次。

说明 金津、玉液位于舌下两筋上，为经外奇穴。《灵枢·经脉》：“脾足太阴之脉，入腹属脾络胃，上膈，夹咽，连舌本，散舌下；其支者，复从胃，别上膈，注心中”“是动则病舌本强，食则呕”。脾、胃互为表里，经脉互相联属，生理上脾升胃降，维持中焦正常气机功能。若脾气不能升，胃气不降反上逆，则呕吐发作。故取舌下之金津、玉液，点刺以升脾气，降胃气。气机条畅，则呕吐不作。

痢疾

大蒜口服

病证 细菌性痢疾简称“菌痢”，是由痢疾杆菌引起的以腹泻为主要症状的肠道传染病。主要临床表现为腹痛、腹泻、里急后重、脓血样大便，伴有发热。该病呈常年散发，夏秋多见，是我国的多发病之一。

方药 大蒜。

用法 取紫皮大蒜50g，去皮捣烂，于100ml 38℃清水内浸泡2小时，纱布过滤后，于蒜汁中加入半量糖浆。成人每次口服20~30ml，每4~6小时服1次，直至痊愈。

说明 《随息居饮食谱》谓大蒜："破恶血，攻冷积，治暴泻腹痛，避秽解毒，消痞杀虫。"现代研究证实大蒜有较强的杀菌、抑菌、解毒作用，故止痢颇效。

鲜马齿苋煎服

病证 痢疾。

方药 鲜马齿苋（蚂蚱菜）。

用法 煎成100%煎剂，成人每次口服40~70ml，每日服3~4次，直至痊愈。

说明 《太平圣惠方》云马齿苋"治血痢"；《经效产宝》谓其"治产后血痢，小便不通，脐腹痛"。实验证明马齿苋对痢疾杆菌、大肠埃希菌、金黄色葡萄球菌均有抑制作用，故治疗痢疾、肠炎有效。

乡里百姓夏天常将鲜马齿苋洗净剁碎，加入适量面粉，炊熟，蘸醋、蒜泥食之，以代菜蔬，其味鲜美，又能预防和治疗肠炎、痢疾，实乃食疗之佳品也。

酸石榴皮煎汤服

病证 阿米巴痢疾又称阿米巴肠病，是由致病性溶组织阿米巴原虫侵入结肠壁后导致的以痢疾症状为主的消化道传染病。病变多在回盲部结肠，易复发为慢性。临床可分为3种类型。①普通型：起病多缓慢，常以腹痛、腹泻开始。腹泻日数次至十余次，里急后重程度不一。大便量中等，常有脓血或黏液，典型粪便呈果酱样，有腐败腥臭气味。也可表现为单纯性腹泻，右下腹压痛明显，病程数日或数周可自行缓解。②暴发型：较少见。起病急，高热，恶寒，腹泻日十余次，便前剧烈腹绞痛，里急后重明显，大便呈黏液血性或血水样，奇臭，伴有呕吐、失水，迅速虚脱。体检见腹胀明显，腹部弥漫性压痛，肝肿大。不及时抢救可并发肠出血、肠穿孔，甚或导致死亡。③慢性型：腹痛、腹胀持续存在或反复发作，腹泻与便秘交替出现。因长期肠道功能紊乱，患者可有消瘦、贫血、营养不良或神经衰弱症状。结肠肠壁增厚，偶可触及块状物，有压痛。

方药 酸石榴皮。

用法 煎成60%的煎剂，成人每次口服20ml，每日服3~4次，饭后服。连服6天为1个疗程。如未痊愈，可再服1个疗程。

说明 《普济方》中的神授散即将“陈石榴皮焙干，研末，米汤调下四钱，治久痢不瘥”。《本草纲目》中记载石榴皮“止泻痢、下血、脱肛、崩中带下”。临床报道，服药期间偶尔会出现恶心、耳鸣等症状，停药后能自行消失。石榴有酸、甜二种，酸石榴皮疗效好，甜石榴皮不可用。石榴皮有明显的抑菌、抗病毒作用，可能是含有大量鞣质的缘故。

鸦胆子胶囊冲服

病证 阿米巴痢疾。

方药 鸦胆子（去皮）30粒。

用法 装入胶囊吞服，成人每次15粒，每日2次，饭后服。连服6天为1个疗程。如未痊愈，可再服1个疗程。

说明 鸦胆子又名苦参子。《医学衷中参西录》说鸦胆子“善清血热，而性非寒凉；善化瘀滞，而力非开破。有祛邪之能，兼有补正之功，诚良药也”。张氏友人滕玉可患赤痢，服2次病愈，作诗赞曰：“一粒苦参一粒金，天生瑞草起疴沉。从今觉得活人药，九转神丹何用寻？”

醋蛋煮熟服

病证 慢性痢疾可以由急性痢疾转变而来，也可起病即呈现慢性过程。一般病情缠绵，可分为4种。①休息痢：下痢时作时止，日久不愈，饮食减少，倦怠怯冷，嗜卧，每因饮食不当，或起居不慎，感受外邪，过度劳累，或思虑郁怒而诱发。发作时腹痛里急，大便夹有黏液或见赤色，舌质淡，苔腻，脉濡软或虚涩。②阴虚痢：痢下赤白脓血，或下鲜血黏稠，脐腹作痛，虚坐努责（里急欲便，坐久而仍不得便），食少，心烦口干，舌质红绛，少苔或舌光红少津，脉细数。③虚寒痢：下痢稀薄，夹有白冻，甚则滑脱不禁，或腹部绵绵作痛，喜温喜按，食少神疲，四肢不温，腰酸怕冷，舌淡薄白，脉沉细而弱。④劳痢：痢下赤白，日久不愈，午后潮热，形体虚羸，手脚心发热，饮食无味，怯寒少气，神疲乏力，腰膝酸软，皮毛枯萎，肌肤不泽，两目无神，舌苔黄或淡白，脉细弱无力或虚大。

方药 鸡蛋若干，醋若干。

用法 鸡蛋先煮，去皮，再以醋煮极熟，空腹食之。成人每次食 1 个，每天 3 次。连食 10 天为 1 个疗程。如未痊愈，可再食 1 个疗程。

说明 本方出自《灵验良方汇编》。《日华子本草》说：“鸡子醋煮，治久痢。”《圣济总录》记载：“鸡子三枚，打出壳，醋炒熟，入面少许和作饼子炙熟，空心食之，治水痢脐腹疞痛。”此方民间多用之，颇多效验。

咯血

童便内服

病证 肺结核是一种慢性消耗性呼吸道传染病，中医学称为“肺痨”，常表现为慢性咳嗽，反复咯血，潮热盗汗，形体消瘦等。在病理方面，肺阴不足，肺失滋润是本病的根源。后期可见肺肾同病或肺病及脾。

方药 童便。

用法 取12岁以下健康男孩的新鲜中段尿，加糖矫味，趁热服，每次15~30ml，日服2次。咯血止后连服3~5天以巩固疗效。

说明 《本草经疏》说：“人尿为除劳热骨蒸、咳嗽吐血及妇人产后血晕闷绝之圣药。其味咸而走血，咸寒能伏虚热，使火不上延而血不妄溢，是以能疗血症也。”外伤引起的小量出血，用人尿一冲，立止。编者内弟幼年患鼻衄，鼻子天天出血，服童便1周痊愈，数十年重未复发。童便又名轮回酒、还阳酒，乃良药也。

腹泻

核桃粉内服

病证 腹泻是临床常见的症状，是指排便次数明显超过平日习惯的频率，粪质稀薄，水分增加，每日排便量超过200g；或粪便中含未消化的食物脓血或黏液，常伴有排便急迫感、肛门不适、失禁等症状。腹泻分急性和慢性两类。急性腹泻发病急剧，病程在2~3周之内。慢性腹泻指病程在两个月以上或间歇期在2~4周的复发性腹泻。

方药 核桃。

用法 核桃（带壳）放于火上烧透研细，用温开水冲服。1天2次，3天为1个疗程。成人每次服3个核桃，4~7岁每次服2个核桃，3~6岁每次服1个核桃，3岁以下每次服半个核桃。

说明 《医林纂要》谓核桃“补肾，润命门，固精，润大肠，通热秘，止寒泻虚泻”。

车前子粉内服

病证 腹泻。

方药 炒车前子。

用法 研末，每服 3g，调米饮服。

说明 车前子利水道而不动气，水道利则清浊分，泻自止。《海上方》云：“曾闻水泻有何方，焦炒车前子最良，细末一钱调米饮，只消七剂即安康。”

便秘

蜂蜜内服

病证 习惯性便秘又称功能性便秘，是指每周排便少于 3 次，或排便经常感到困难。便秘患者不仅会因为大便滞留而吸收过多的毒素，也会因大便排出缓慢而比正常人吸收更多的胆固醇。因此，长期便秘者面色昏暗、浮肿，呈现出一种异常的病态面容。习惯性便秘常见于原发性肠蠕动功能异常者。

方药 蜂蜜100g。

用法 每日1剂，2次分服。

说明 《本草纲目》云："（蜂蜜）和营卫，润脏腑，通三焦，调脾胃。"《药品化义》云："蜂蜜采百花之精，味甘主补，滋养五脏，体滑主利，润泽三焦……生用通利大肠，老年便结，更宜服之。"《现代实用中药》载："治高血压，慢性便秘，蜂蜜一两八钱，黑芝麻一两五钱。先将芝麻蒸熟捣如泥，搅入蜂蜜，用热开水冲化，一日二次分服。"蜂蜜既有补养之功，又有润燥之能，尤宜于多年习惯性便秘患者服用。

番泻叶泡水服

病证 习惯性便秘。

方药 番泻叶。

用法 术后及身体壮实的热秘者，每次用10g；体质一般者、老年人和肝气郁滞导致的气秘者，每次用 5g。开水泡服，日服 3~4 次。

说明 《现代实用中药》谓：“（番泻叶）治食物积滞，胸腹胀满，便秘不通”“少用为苦味健胃药，能促进消化；服适量能起缓下作用；欲其大泻，则服 4~6ml，作浸剂，约数小时即起效用而泄泻”。

硝菔通结汤内服

病证 习惯性便秘。

方药 芒硝 120g，鲜萝卜 2500g。

用法 将萝卜切片，同芒硝和水煮之。初次煮，用萝卜片 500 片，水 2500ml，煮到萝卜烂熟捞出。就其余汤，再入萝卜 500g。如此煮 5 次，约得浓汁一大碗，顿服之。若不能顿服者，先饮一半，停 1 小时，再温饮一半，大便即通。

说明 芒硝善软坚通结；萝卜甘温，可化芒硝之咸寒，缓朴硝之攻破，故羸弱者亦可用之。此方名曰硝菔通结汤，是名医张锡纯所创之经验方。

芦荟胶囊吞服

病证 习惯性便秘。

方药 干芦荟 6g。

用法 将芦荟 6g 研细末，分装入 6 粒胶囊内。成人每次用温开水吞服 2~3 粒，日 2 次。小孩每服 1 粒，日 2 次。如无胶囊装药末，亦可用温白糖水送服，成人每次 2~3g，小孩每次 1g。

说明 芦荟味苦性寒，有清热通便、凉肝、杀虫之作用，对肝经实火而兼大便秘结者尤为适宜。

针刺支沟穴、照海穴

病证 习惯性便秘。

取穴 支沟、照海穴。支沟穴属手少阳三焦经，为手少阳三焦经经穴。在前臂背侧，当腕背横纹上 3 寸，尺骨和桡骨之间。照海穴属足少阴肾经，为八脉交会穴之一，通于阴跷脉。

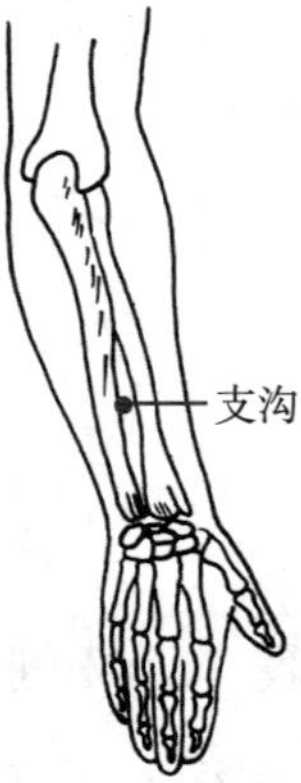

支沟穴定位图

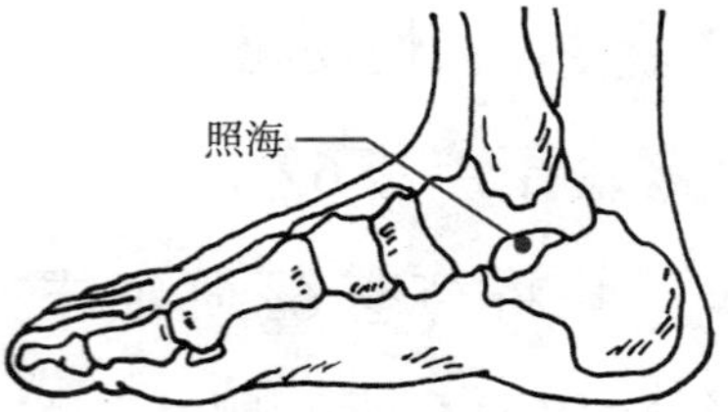

照海穴定位图

操作方法 患者坐位，取双侧支沟穴、照海穴。常规消毒后，选用 2 寸毫针，快速直刺支沟穴 1~1.2 寸；选用 1.5 寸毫针，快速直刺照海穴 0.5~1 寸。分别用强刺激手法行针，有酸麻胀针感后留针 30 分钟，每 10 分钟行针 1 次。

说明 便秘是指大便秘结不通，粪质干燥坚硬，排便艰涩难下的病症，多因气机瘀滞，疏泄失职所致。支沟穴为手少阳三焦经的经穴，是该经经气盛行经过的部位。且手少阳经在腑合三焦，三焦主持诸气，总司全身的气机，是气的升降出入通道。腑气通则大便通畅，腑气滞则大便闭塞。针刺支沟穴可使三焦之气机复常，疏泄有序，从而达到治疗的目的。如《玉龙歌》说:“若是胁痛并闭结，支沟奇妙效非常。”照海穴为八脉交会穴之一，通于阴跷脉，刺之可调节全身阴阳之气的平衡，促进脏腑功能的恢复，如《玉龙歌》说:“大便闭结不能通，照海分明在足中。更把支沟来泻动，方知妙穴有神功。”二穴配伍，相辅相成。此中之妙，在于开郁、行气、通腑之作用非同一般，开闭之功效神奇也。

肝胆系病证

肝炎

生大黄煎服

病证 急性黄疸型肝炎属中医学“阳黄”范畴，系湿热之邪熏蒸肝胆，蕴郁脾胃，迫使胆汁疏泄失常，外溢肌肤所致。阳黄发病急，病程短，临床表现为胁痛，口苦，呕恶，厌油，纳差，痞满，尿黄，身目俱黄，色鲜明，全身乏力等症状。治宜清热利湿，解毒退黄。

方药 生大黄 50g。

用法 加水 300~400ml，煎煮后过滤取汁约 200ml，每天服 5 次，每次服 40ml。每天 1 剂，连服 6 天后停 1 天。

说明 《药品化义》说：“大黄气味重浊，直降下行，走而不守，有斩关夺门之力，故好为将军。盖热淫内结，用此开导阳邪，奏功独胜。”《太平圣惠方》用以治“热病狂语及诸黄”，《本草纲目》谓之“治黄疸”。临床报道，一般服药 3 天后黄疸开始消退，7~10天黄疸基本消失，平均12.7天黄疸指数可恢复正常。

鲜茵陈蒿作菜羹服

病证 急性黄疸型肝炎。

方药 鲜茵陈蒿。

用法 作菜、作羹，或蒸麦饭，日日服之。

说明 本方出自《集验良方》。茵陈蒿嫩苗入药，味辛、苦，性微寒，为清热化湿、利胆退黄之功臣。《本草经疏》说："茵陈，其主风湿寒热，邪气热结，黄疸，通身发黄，小便不利及头热，皆湿热在阳明、太阴所生病也。苦寒能燥湿除热，湿热去则诸证自退矣。除湿散热结之要药也。"编者乡里有一老者患重症肝炎，身目俱黄，无钱医治。适逢阳春三月，茵陈萌发，遍地皆是。老者自采、自煎、自饮，日服茵陈数斤，服至半月黄退，2个月后，身体康复。

五味子研粉冲服

病证 急性无黄疸型肝炎患者一般都有密切接触史，与病毒性肝炎（特别是急性期）确诊患者同吃、同住、同生活，或经常接触肝炎病毒污染物（如血液、粪便），或与确诊患者有性接触而未采取防护措施。临床症状主要表现为乏力、食欲减退、恶心、厌油、腹胀、便溏、肝区痛，肝肿大并有压痛，肝区叩击痛，部分患者可有轻度脾肿大。血液检查示血清谷丙转氨酶活力增高。

方药 五味子。

用法 五味子烘干研末，过 80 目筛。成人每次服 3~5g，日服 3 次，30 天为 1 个疗程。亦可做成蜜丸服用。

说明 现代研究证实，五味子对传染性肝炎有较明显的降低谷丙转氨酶的作用，且奏效快，无明显副作用。但若谷丙转氨酶恢复正常后停药过早会引起反跳现象，因此疗程长短须因病而异。原则上谷丙转氨酶恢复正常后仍应服药 2~4 周，以巩固疗效。

胆囊炎

蒲公英煎服

病证 胆囊炎分急性和慢性两种。急性胆囊炎发病与胆汁淤滞和细菌感染密切相关，慢性胆囊炎可以是急性胆囊炎发作的后遗症。慢性胆囊炎的临床表现多不典型，亦不明显。平时可能经常有右上腹部痛、腹胀、嗳气、恶心和厌食油腻食物等消化不良症状；有的患者则有右肩胛下、右季肋或右腰等处隐痛，在站立、运动及冷水浴后更为明显。患者右上腹肋缘下有轻度压痛，或压之有不适感。B超检查可见胆囊增大，排空功能障碍。

方药 蒲公英50g。

用法 水煎服，每日1剂，2次分服。

说明 蒲公英是清热解毒的传统良药，近年来，临床研究证明具有良好的抗感染作用。国外研究证明，蒲公英在动物身上有利胆作用，临床上对慢性胆囊痉挛及结石症有效，用于治疗胆囊炎颇有应验。

针刺浮白穴

病证 胆囊炎。

取穴 浮白穴。浮白穴属足少阳胆经，为足少阳、足太阳经交会穴。在头部，当耳后乳突的后上方，天冲与完骨的弧形连线中1/3与上1/3交点处。

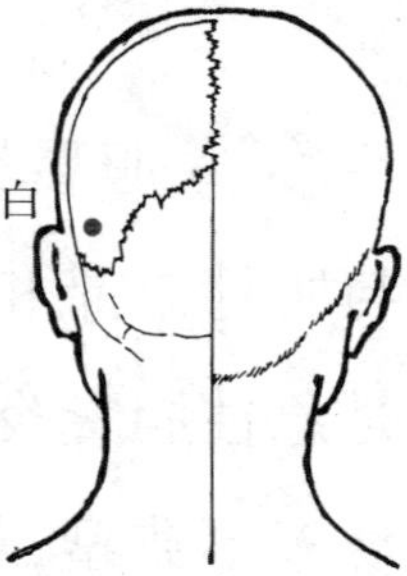

浮白穴定位图

操作方法 皮肤常规消毒后，用1.5寸毫针快速平刺右侧浮白穴0.8~1寸，用强刺激手法，患者有酸、麻、胀感后令做伸展运动，活动右侧胸腹部。叩击患者胆囊区，留针15分钟。其间行针2次，每日治疗1次，5天为1个疗程，若未痊愈可进行第2疗程的治疗。

说明 本病属中医学“胁痛”“结胸”等范畴。浮白穴是足少阳胆经、足太阳经膀胱经交会穴，具有疏风清热、通络止痛的功效，针刺之能使胆道松弛，有利于胆汁排出，从而达到止痛的目的。

臌胀

芒硝大葱泥敷脐下

病证 臌胀是以腹胀大，皮色苍黄，脉络暴露，四肢瘦削为特征的一种病证。患者腹部膨胀如鼓，故名为臌胀。发病常与酒食不节、情志所伤、血吸虫感染、黄疸、积聚等病迁延日久等有关。腹部胀大是本病的主要特征。望诊可见患者腹部突出，平卧时高出于胸部，坐位及走路时突出于身前，四肢一般不肿，或反更见消瘦，故称为单腹胀，或形象地称为“蜘蛛胀”。本病初起以气胀为主，患者虽感腹胀，但按之尚柔软，叩之如鼓，仅在转侧时有振水声；病至后期则腹水显著增多，腹部胀大绷急，按之坚满，并可出现脐心突出、青筋暴露、脉络瘀阻等症状。

方药 芒硝60g，大葱（不去根、叶，不用水洗）120g。

用法 将两药共捣如泥状，用纱布包裹放锅内，文火蒸热。将蒸热之药物连纱布一起敷于脐下，再在芒硝葱饼上敷一热水袋，使之保持一定温度，约3小时后觉腹内有气转动为度。用后腹胀轻，腹痛止，二便通利为有效。不效可再用。

说明 本方为陕西省中医药研究院附属医院贺本绪医师自拟验方，取芒硝软坚攻下，大葱辛温疏通，寒热并用，通下二便。用时须注意保护皮肤，刚出锅之高温药袋不可立即敷于皮肤上，必待温度适宜方可应用，以免烫伤。

肾系病证

尿路感染

白茅根汤内服

病证 尿路感染的临床表现比较广泛，根据感染部位不同，可分为肾盂肾炎、膀胱炎、尿道炎；根据有无尿路功能或器质上的异常，可分为复杂性和非复杂性；根据炎症的性质不同，可分为急性尿路感染、慢性尿路感染。不同类型的尿路感染均有尿路刺激征表现，即尿频、尿急、尿痛、排尿不适等症状，不同的患者表现轻重程度不一。急性期炎症患者往往有明显的尿路刺激征；但老年人、小儿及慢性尿路感染患者通常尿路刺激症状较轻，如仅有轻度的尿频、尿急或排尿不适等。

方药 鲜白茅根（去净皮与节间小根）500g。

用法 水煎，视其根沉水底汤即成。去渣温服多半杯，日服 5~6 次，夜服 2~3 次，使药力相继，1 周后，小便自利。

说明 白茅根性凉，能去实火；味甘，能清虚热；味淡，能渗湿通便，用于小便不利，湿热水肿，均可获效。《医学衷中参西录》名之“白茅根汤”，主治“阴虚不能化阳，小便不利，或有湿热壅滞以致小便不利，积成水肿”。

鲜车前草煎服

病证 尿路感染。

方药 鲜车前草 250~500g。

用法 水煎频频服之。

说明 车前草味甘性寒，清热利尿，用鲜品效更速。一青年湿热癃闭，小便点滴不通，插管导尿，痛苦异常，嘱其服鲜车前草水，几小时后小便即通。

肾病综合征

玉米须煎服

病证 肾病综合征是一组由多种原因（如慢性肾

炎等）引起的临床综合征，表现为大量蛋白尿、严重水肿、低蛋白血症和高脂血症。血容量不足者血尿素氮常有轻度升高，乃肾小球滤过率降低，肾小管重吸收相对正常所致。因原发病变不同，肾病综合征可合并肾功能不全。

方药 玉米须 60g。

用法 洗净煎服，每日早晚各 1 次。同时服氯化钾 1g，每日 3 次。

说明 据现代药理研究，玉米须有利尿、利胆、止血作用。《现代实用中药》云其“为利尿药，对肾脏病、浮肿性疾患、糖尿病等有效”。据报道，临床治疗 12 例，其中 10 例伴有严重的周身浮肿或胸腔积液、腹水，2 例水肿较轻。治疗 3 个月后，9 例水肿完全消退，2 例水肿大部消退。最快 1 例于服药 15 天水肿完全消退。一般于服药 3 天后即开始有利尿现象，同时尿蛋白、非蛋白氮均有不同程度的下降，少数病例血浆蛋白有所升高，部分病例的酚红排泄试验及血压转为正常。已故名医岳美中亦用此方治肾炎，取得较好疗效，关键在于坚持用药。

尿血

鲜小蓟根煎服

病证 尿血的致病因素很多，这里主要是指尿路感染引起的尿血。

方药 鲜小蓟根 30g。

用法 水煎 3~4 沸，取清汤一大茶盅饮，1 日 3 次。

说明 本方治血热妄行诸病证，均有捷效。“医者多视为寻常之物而忽之，可谓贵耳践目矣”（张锡纯）。《本草拾遗》云小蓟根“破宿血，生新血，暴下血、血崩、金疮出血、呕血等，绞取汁温服”。《太平圣惠方》用以治“心热吐血”，《简要济众方》用以治“九窍出血”，《梅氏方》用以治“卒泻鲜血”，《备急千金要方》用以治“崩中下血”，足见其为止血之良药也。

梦遗

菟丝子煎服

病证 梦遗是指睡眠过程中有梦时遗精，醒后方知的病证。不频繁的遗精是正常现象。但是，由于梦遗常伴随着从梦中惊醒，患者精神比较紧张，容易造成心理负担，出现失眠、头痛、头晕、无精打采、胃口不好、疲乏无力等症状。

方药 菟丝子150g。

用法 水1500ml，煎取500ml，分三服，早、午、晚各一服即止。

说明 《本草新编》云："菟丝子可以重用，亦可一味专用。遇心虚之人，日夜梦，精频泄者，用菟丝子三两，水十碗，煮汁三碗，分三服，早、中、晚各一服即止，且永不再遗。此乃心、肝、肾三经齐病，水火两虚所致。菟丝子正补心、肝、肾之圣药，况又不杂之别味，则力尤专，所以能直入三经以收全效也。"

阳痿

醉虾炒食

病证 阳痿是指在有性欲要求时，阴茎不能勃起或勃起不坚；或虽然有勃起且有一定程度的硬度，但不能保持足够的时间，因而妨碍性生活或不能完成性生活。引起阳痿的原因很多，一是精神方面的因素，如夫妻间感情冷漠，或因某些原因产生紧张心情，导致阳痿。如果性交次数过多，勃起中枢经常处于紧张状态，久而久之，也可出现阳痿。二是生理方面的原因，如阴茎勃起中枢异常。

方药 虾。

用法 活鲜虾若干，浸酒中醉死，炒食。

说明 《本草纲目》云:“(虾)法制壮阳道。”《本草纲目拾遗》亦云:“对虾，补肾兴阳。”虾用以治疗阳痿有效，且能补充营养，为食物疗法之佳品。

尿路结石

核桃仁膏内服

病证 尿路结石是泌尿系统的常见病之一。结石可发生于尿路的各个部位，但多数原发于肾和膀胱。临床表现有疼痛、尿血，并可引起尿路感染，到了后期可能发生肾功能不全。

方药 核桃仁 200g。

用法 将核桃仁用食油炸酥，加糖适量混合研磨，使成乳剂或膏状，于 1~2 天内分次服完（儿童酌减），连续服至结石排出，症状消失为止。

说明 《海上集验方》载："治石淋，核桃肉一斤细米煮浆粥一升，相和顿服。"据临床观察，对于泌尿系各部之结石，一般在服药后数小时即能一次或多次排石，且结石较服药前缩小、变软，或分解于尿液中而使尿呈乳白色。

核桃内金膏冲服

病证 尿路结石。

方药 烤（或蒸）核桃仁 500g（轧碎），炮鸡内金 250g（研细粉），蜂蜜 500g。

用法 将蜜熬开，入核桃仁、鸡内金二味，搅匀为膏，瓶储备用。每次 1 茶匙，开水冲服，饭前，日服 3 次。饭后多饮些温水。

说明 鸡内金、核桃仁均有化石之效，前者兼能开胃，后者兼益肾气，以推动结石排出。据周凤梧教授报道，临床确有佳效。核桃仁味甘性温，不仅能温补命门，固气涩精，且能补气养血。《海上集验方》中有用单味核桃仁治石淋的记载，认为其有溶石作用；鸡内金能健脾消石化积，《医林集要》有用单味鸡内金治小便淋沥，痛不可忍的记载；蜂蜜一则通润窍道，一则缓急止痛，本证甚宜。

尿潴留

针刺次髎穴

病证 膀胱内积有大量尿液而不能排出，称为尿潴留。引起尿潴留的原因很多，一般可分为阻塞性和非阻塞性两类。阻塞性尿潴留见于前列腺肥大、尿道狭窄、膀胱或尿道结石、肿瘤等疾病阻塞膀胱颈或尿道；非阻塞性尿潴留即膀胱和尿道并无器质性病变，由排尿功能障碍引起，见于脑肿瘤、脑外伤、脊髓肿瘤、脊髓损伤、周围神经疾病及手术、麻醉等疾病。

取穴 次髎穴。次髎穴属足太阳膀胱经，在第2骶后孔中。

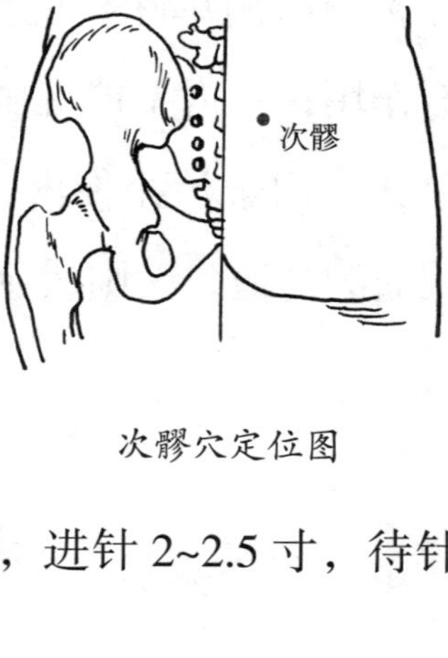

次髎穴定位图

操作方法 患者取俯卧位，于第2骶后孔中取次髎穴。穴位处皮肤常规消毒。取3.5寸毫针直刺入皮肤，进针2~2.5寸，待针下由沉紧变为落空感时缓慢调换针体方向，同时询问患者有无酸麻胀感。使针感传入前阴后，行捻转泻法 2 分钟。留针 30 分钟，每隔 10 分钟行针 1 次。

说明 尿潴留具有发病迅速、病势较急、膀胱区有锐利疼痛和高度尿意但不能排尿等特点。发病原因常为机械性梗阻和动力性梗阻。前者多由尿道、膀胱器质性病变导致，后者则由排尿功能障碍引起。前者需以治疗原发病为主，后者则为针灸适应证。《类经图翼》载次髎主治“大小便淋赤不利，心下坚胀，腰痛足清，疝气下坠，引阴痛不可忍”。在临床中观察到用强刺激手法针刺次髎穴不仅可兴奋盆骶神经、骶髓排尿中枢；而且能促使尿道平滑肌收缩，增强排尿功能。次髎穴除用于治疗尿潴留等泌尿系统疾病外，对月经不调、痛经、带下等妇科疾病及腰膝疼痛均有良好的治疗作用。

水肿

鲤鱼赤小豆汤内服

病证 水肿是指血管外的组织间隙中有过多的体液积聚，为临床常见症状之一。水肿是全身气化功能障碍的表现，与肺、脾、肾、三焦等脏腑密切相关。依据症状表现不同而分为阳水、阴水两类，常见于肾炎、肺源性心脏病、肝硬化、营养障碍及内分泌失调等疾病。

方药 鲤鱼 1 条（0.5~1kg，去鳞、鳃、鳍及腹内物，洗净），赤小豆 60g，蝼蛄 7g（去足、翅，微火焙微黄），鲜生姜 9g。

用法 将豆、姜、蝼蛄纳入鱼腹内，加水煮熟。将鱼及药分作 2~3 份，连汤分服。

说明 本方从《备急千金要方》鲤鱼汤化裁而来。方中鲤鱼甘平，入脾、肾二经，下气利水消肿，兼具滋补营养之功，既健脾益肾，又利水祛湿，扶正祛邪兼顾，为治虚性水肿首选之药；蝼蛄咸寒，入胃、膀胱经，利水退肿，效专力捷；赤小豆健脾利水，药势平缓。煎煮此方，切勿加盐。

前列腺增生

肉苁蓉浓汁内服

病证 前列腺增生旧称前列腺肥大，是老年男性常见疾病之一，为前列腺的良性病变。其发病原因与体内雄激素与雌激素的平衡失调有关。病变起源于后尿道黏膜下中叶或侧叶腺组织、结缔组织及平滑肌组织，形成混合性圆球状结节。以两侧叶和中叶增生为明显，突入膀胱或尿道内，压迫膀胱颈部或尿道，引起下尿路梗阻。长期病变可导致肾积水和肾功能损害。

方药 淡苁蓉 50g。

用法 上药洗净，每次加水 450ml，文火煎至 150ml，连煎 3 次，再合一起浓缩至 300ml。一日内分 2~3 次服完。

说明 肉苁蓉质润而降，益精血，润燥滑肠，治疗老年性前列腺肥大之排尿不畅，有较好效果。

寄生虫病

钩虫病

马齿苋汁加食醋内服

病证 钩虫病是钩虫寄生于人体小肠所致的寄生虫病。临床以营养不良、贫血、胃肠功能紊乱为主要表现。传染源为钩虫病患者和感染者，经皮肤接触或经口传播，人群普遍易感，青壮年多见。本病属中医学“黄肿”“疳黄”“黄胖”等范畴。

方药 马齿苋鲜草 300g，醋 50ml。

用法 鲜马齿苋榨汁，加入食醋，也可加适量白糖，每天 1~2 次空腹服。连服 3 天为 1 个疗程。如需要进行第 2、3 个疗程，须间隔 10 天。

说明 《开宝本草》说：“马齿苋杀诸虫，止渴，破癥结痈疮。生捣绞汁服，当利下恶物，去白虫。”治疗钩虫病有效。临床报道，服药 1~3 个疗程后，粪便虫卵转阴率可达 80% 左右。

绦虫病

南瓜子仁和白糖水内服

病证 肠绦虫病系由寄生在肠道内的幼绦虫所引起的疾病。我国以牛肉绦虫病与猪肉绦虫病多见。牛肉绦虫病系生食或半生食含有活的牛囊虫的牛肉而患病。在小肠中胆汁的作用下，虫头伸出，吸附在肠黏膜上，人为其终宿主。猪肉绦虫病系生食或半生食含有猪囊虫的猪肉而患病，人为其终宿主。除此之外，还会因吞食猪囊虫的虫卵，成为其中间宿主，而患囊尾蚴病。诊断以粪检见有绦虫节片排出为主要依据。绦虫病初期，成虫居于肠中，影响肠道气机，引起腹部或上腹部隐隐作痛，腹胀不适，甚或恶心、呕吐。常在患者内裤、被褥或粪便中发现白色节片，或伴肛门瘙痒。病久则脾胃功能受损，不能运化水谷精微，加之绦虫吸食营养物质，以致人体化源不足，气血不充，故在上述症状的基础上患者常伴见面色萎黄或苍白，形体消瘦，倦怠乏力，食欲不振，舌淡，脉细等气血亏虚的症状。

方药 南瓜子仁 60~120g。

用法 捣烂和白糖水同服。服药前一日勿食油腻食物，服后 1~3 小时再服泻下剂。

说明 本方来自《常见病验方研究参考资料》。实验证明南瓜子煎剂在体外对牛绦虫和猪绦虫的中段或后段有麻痹作用，故能驱绦虫。加泻下剂，如芒硝、硫酸镁之类，能促进虫体的排出。

鲜山楂水内服

病证 绦虫病。

方药 鲜山楂 1000g（干品 50g）。

用法 洗净去核，下午 3 时开始服食，晚 10 时前吃完，禁食晚饭。次晨用生大黄 10g 加水煎至一茶杯，一次服完后，卧床休息。有大便感觉时，尽量坚持一段时间再排便，即可排出完整的绦虫。冬天应坐在温水便桶上大便，避免虫体遇冷收缩而不能完整排出。

说明 山楂味极酸，可能对虫体有一定的麻醉作用，故能促使绦虫排出。临床报道用山楂驱绦虫 40 例，均有效。

蛔虫病

生南瓜嚼食

病证 蛔虫病是由蛔虫寄生于人体所引起的疾病。临床表现为反复发作的上腹部或脐周疼痛，食欲减退，恶心呕吐，腹泻或便秘。严重者营养不良、智能和发育障碍，有时出现情绪不宁、烦躁、磨牙、瘙痒或惊厥等。部分患者可能出现过敏反应，如血管神经性水肿、顽固性荨麻疹等。有时还会引起胆道蛔虫病、蛔虫性肠梗阻及肠穿孔、腹膜炎等严重并发症。

方药 生南瓜。

用法 生食，成人每次吃 500g，儿童每次吃 250g，2 小时后再服泻剂。连服 2 天。

说明 南瓜又名窝瓜，有解毒杀虫的作用，能驱蛔虫。此药甘温无毒，是驱蛔虫的理想药物。有研究观察，治疗 10 例蛔虫病患者，6 例排出蛔虫，最多的达百余条，最少的 2 条。南瓜子也有驱蛔作用，儿童一般每次服用 50~100g，早晨空腹时服，连服 3~5 天。

小麦秆水内服

病证 蛔虫病。

方药 小麦秆 200g。

用法 加水 800ml，煎至 400ml。上午 9 时、下午 4 时各服 200ml。连服 2 天。

说明 根据临床观察，用麦秆水驱蛔虫有效率可达 69%~78%。驱虫物质主要分布于麦秆的节部，有效成分不耐热，煎煮过久效力减退，用时应注意。

花椒食醋内服

病证 胆道蛔虫病中医称为“蛔厥”，是一种蛔虫感染引起的以急性腹痛和四肢厥冷为主要临床表现的病证。症见腹部绞痛，四肢发凉，痛甚则汗出，或吐涎沫，或吐蛔虫，时发时止，或伴有寒热、胃肠功能紊乱等证候。

方药 花椒 20 粒，食醋 200ml。

用法 加水 20ml、蔗糖少许同煎，沸后取出花椒，待温后一次服下。小儿酌情减量。服药后症状未完全消失者，4 小时后可再服 1 次。

说明 戴原礼说："凡人呕吐，服药不纳者，必有蛔在膈间，蛔闻药则动，动则药出而蛔不出，但于呕吐药中加川椒 10 粒，盖蛔见椒则头伏也。"现代药理研究证明，花椒有驱蛔虫的作用。蛔虫遇酸则伏，醋有安蛔之功。二药合用，止痛效果良好。

酸醋内服

病证 胆道蛔虫病。

方药 酸醋 30~50ml。

用法 按年龄大小酌量顿服，每日 1 次，至不痛为止。在疼痛减轻的当日或次日，常规服用驱蛔虫药物。

说明 《医林纂要》说："醋有伏蛔之功。"其对缓解胆道蛔虫病之疼痛有立竿见影的效果。

花椒油内服

病证 正常情况下，寄生在肠道内的蛔虫是分散且与肠管纵轴平行的，一般不引起梗阻。但在蛔虫大量繁殖或人体发生某些生理改变，如体温升高、腹泻、肠道功能紊乱、过敏性体质，以及各种刺激引起的肠蠕动增强或服驱虫药剂量不足等情况下，会诱发蛔虫骚动、聚集、扭结成团，导致肠腔堵塞。蛔虫性肠梗阻早期多为部分性，表现为阵发性腹痛腹胀、恶心、呕吐，有时吐出或便出蛔虫等症状。腹痛多呈绞痛性质。查体时，腹肌紧张不明显，多数患者可在脐周或右下腹摸到条索状或香肠样肿块，指压有高低不平感或窜动感，肿块可有轻度移动。晚期可出现完全性梗阻，梗阻的部位多位于回肠末端。

方药 花椒 9~12g，麻油 100~200ml。

用法 将花椒用麻油炸至微焦即捞出。待花椒油微温后服下。小儿酌情减量。服药后症状未完全消失者，4小时后可再服1次。

说明 《寿域神方》载："花椒四两炒出油，酒淋之，服酒，治冷虫心痛。"《本草纲目》谓花椒"杀蛔虫"。据报道，用花椒油治疗蛔虫性肠梗阻患儿8例，均于服药后15~30分钟停止腹痛，随后排便，有的排出蛔虫。如梗阻时间过长，中毒症状明显，有肠坏死或阑尾蛔虫者，不宜服用本方。

熟花生油内服

病证 蛔虫性肠梗阻。

方药 熟花生油。

用法 年龄在15岁以下者，每次服50ml，服后症状不见好转者，6小时后可再服1次。年龄在16岁以上者，每次服80ml，服1~4次多可见效。服后呕吐者，可加入调味剂或用胃管灌入。一般在服药后6~10小时腹痛减轻，多数患者肠鸣音减弱或消失；8~10小时开始排气，排便，排虫。

说明 临床报道，熟花生油有滑肠、通便、消积、驱虫的作用，用以治疗蛔虫性肠梗阻见效快，排虫率高。患者多在1~2天症状缓解，2~3天症状消失。

蛲虫病

食醋注入肛门

病证 蛲虫病是一种寄生虫病。蛲虫形体很小，雄虫体长2~5mm，雌虫体长8~13mm，状如白色线头，因此俗称“白线虫”。蛲虫在人体内靠将头钻入消化道黏膜里吸取养分而生存，也吞食肠道内的营养物质。其虫卵多由口、鼻进入人体，在胃及十二指肠内孵化。孵化出来的幼虫移行于小肠，在大肠发育成成虫。蛲虫的排卵方式特殊，雌虫喜欢在夜间爬到肛门外，在肛门周围的皮肤上产卵，导致肛门皮肤及会阴部奇痒。患者用手搔抓后，虫卵附着在手上，如果不洗手就吃东西，虫卵即被吞入肚子，重新感染。如此循环，难以治愈。

方药 食醋。

用法 用纯净水将食醋稀释（每 30ml 醋加纯净水至 100ml），于睡眠前将一根导尿管插入肛门内约 20cm，然后用消毒过的注射器将醋液注入肠内，每次 100~140ml（小儿酌减），每日 1 次，连用 3 天。

说明 稀释的食醋注入肠内，改变了蛲虫赖以生长的环境，使之随大便而排出。经临床观察，这种方法见效快，无副作用，小儿易于接受。

气血津液病证

紫癜

十滴水内服

病证 原发性血小板减少性紫癜是常见的出血性疾病，其特点是自发性出血、血小板减少、出血时间延长和血块收缩不良。本病是一种与免疫反应相关的出血性疾病，根据病程可划分为急性型和慢性型。临床以出血为主要症状，特点是皮肤、黏膜广泛出血，多为散在性针头大小的皮内或皮下出血点，形成瘀点或瘀斑，四肢较多，但也可为全身性出血斑或血肿。有些患者以大量鼻衄（占 20%~30%）或齿龈出血为主诉。常见呕血或黑便，多为口鼻出血时咽下所致，发生胃肠道大出血者并不多见。球结膜下出血也是常见症状，偶见肉眼血尿。

方药 十滴水（市售者）。

用法 成人每次 10ml，1 日 2 次口服。儿童每次 5ml，1 日 2 次口服。3~7 天为 1 个疗程。

说明 习振瑛医师于偶然机会发现十滴水对原发

性血小板减少性紫癜有一定疗效。笔者总结10例有完整实验室检查资料的病例，显示十滴水有不同程度的疗效。

韭菜汁、童便内服

病证 过敏性紫癜是一种较常见的微血管变态反应性出血性疾病。病因有感染、食物、药物、花粉、昆虫咬伤等所致的过敏等，但过敏原因往往难以确定。表现为皮肤瘀点，多出现于下肢关节周围及臀部，紫癜呈对称分布，分批出现，大小不等，颜色深浅不一，可融合成片，一般在数日内逐渐消退，但可反复发作。患者可有胃肠道症状，如腹部阵发性绞痛或持续性钝痛等；可有关节疼痛；或有肾脏症状，如蛋白尿、血尿等，多见于儿童。

方药 鲜韭菜500g，童便50ml。

用法 韭菜绞汁，加健康儿童的中段尿50ml。日一剂，分两次服。

说明 过敏性紫癜又称出血性毛细血管中毒症，系以累及毛细血管壁而引起出血的一种变态反应性疾病，临床表现有皮肤、关节、消化道、肾脏出血性改变，皮肤有出血点（斑），关节肿胀及疼痛，腹痛，以及便血、血尿及腰痛等。韭汁、童便善治一切血症，故治过敏性紫癜有效。

贫血

皂矾丸内服

病证 缺铁性贫血可由钩虫病引起。常见症状为面色萎黄或黄胖虚肿，乏力，头晕，心悸，舌淡，脉细无力等。多属气血两虚证，治疗常以益气补血为法。如兼脾虚者则须培土建中，以资气血生化之源。

方药 大枣500g，皂矾30g，面粉50g，红糖60g。

用法 面粉先加水和成面团，将皂矾包入，放火上烧透，至焦黄为度，待冷后共研细末。将大枣用水煮熟后去皮核，再把所有的药物放在一起和合，制成绿豆大小的丸药，风干备用。每日 3 次，每次服 6~10g，开水送服。

说明 本方为民间验方，方以大枣、面粉、红糖益气健脾养血；妙在皂矾一味，功能养血杀虫。四药相合，有强力的补血作用，并能杀灭钩虫。

大黄鸡蛋蒸熟服

病证 阵发性睡眠性血红蛋白尿症是一种原因不明的慢性溶血性贫血，典型症状为夜间和清晨出现酱油样的血红蛋白尿，伴有寒战、发热、腰腹痛、面色苍白、心悸、乏力等，属中医学“尿血”“虚劳”范畴。

方药 生鸡蛋 1 枚，川大黄粉 1~3g。

用法 将鸡蛋敲一小孔，放入大黄粉，以湿纸盖孔上，放饭锅上蒸熟。每日食用 1 个。

说明 《临证指南医案》载有本方。主治赤白浊、血证，尤宜于小便尿血。方中鸡蛋性味甘平，功能滋阴润燥，养血补虚。

痛证

白芷、冰片吸鼻

病证 头痛是临床上常见的症状之一，通常是指局限于头颅上半部（包括眉弓、耳轮上缘和枕外隆突连线以上部位）的疼痛。牙痛是口腔科牙齿疾病最常见的症状之一。很多牙病能引起牙痛，常见的有龋齿、急性牙髓炎、慢性牙髓炎、牙周炎、牙龈炎等。三叉神经痛有时也被称为“面痛”，是一种在面部三叉神经分布区内反复发作的阵发性剧烈神经痛，骤发骤停，呈闪电样、刀割样、烧灼样、顽固性、难以忍受的剧烈性疼痛。

方药 白芷 100g，冰片 0.6g。

用法 共研成末，以少许置于患者鼻前庭，嘱均匀吸入。

说明 《本草纲目》谓白芷“治鼻渊、鼻衄、齿痛、眉棱骨痛”。《朱氏集验方》用白芷散治头痛及目睛痛。《种福堂公选良方》用白芷细辛吹鼻散治偏头痛。

糖尿病

小麦麸做饼食用

病证 糖尿病是一种由胰岛素绝对或相对分泌不足及利用障碍引发的，以高血糖为标志的慢性疾病。遗传因素、免疫功能紊乱、微生物感染、精神因素等均为疾病相关因素。患者体内糖、蛋白质、脂肪、水和电解质等代谢紊乱。临床上以高血糖为主要特点，典型病例可出现多尿、多饮、多食、消瘦（即“三多一少”）的表现。

方药 小麦麸、面粉。

用法 取小麦麸6份，面粉1份，再加3份食用油、鸡蛋、蔬菜，拌和蒸熟，代饮食，随病情的好转，逐渐减少麦麸量。

说明 临床报道，小麦麸有很好的降尿糖、血糖作用，服食1个月，患者全身情况明显好转，体重增加，因糖尿病引起的神经炎也见消失。

蜗牛水饮服

病证 糖尿病。

方药 蜗牛 14 只。

用法 放密器中水浸一宿，取水饮之。

说明 北京名医冉雪峰云：“以湿化浓郁之蜗牛，治燥化太过之渴症，自较无情草木为灵异。后贤有螺蛳泥及水螺散等方，亦有螺蛳水、蚌蛤水者，义亦犹此。”蜗牛咸寒，有清热、解毒、利水、消肿的作用，消渴饮引，多因阴亏热积、津液不能正常输布所致，故用蜗牛水治之可获良效。

自汗盗汗

五倍子粉敷脐

病证 自汗、盗汗是由于阴阳失调，腠理不固而致汗液排泄异常的病证。白昼汗出，动辄益甚，称为自汗；寐中汗出，醒来自止，称为盗汗。

方药 五倍子适量研末。

用法 取五倍子粉适量，用鸡蛋清调成糊状，临睡前敷在神阙穴上，用塑料纸盖严，再用纱布覆盖，胶布固定，勿令泄气，次日早上揭去，洗净肚脐周围。每日治疗 1 次，连用 1 周。

说明 神阙穴正当脐中。脐为脐带脱落处结疤后的陷窝。胎儿靠脐带转输母体之气血而生长，故脐可谓先天元神出入之道，营养五脏六腑，通达四肢百骸。五倍子含鞣酸，可使皮肤、黏膜的组织蛋白凝固，有较好的收敛作用，故能收涩止汗。多汗症大多由表虚引起，用五倍子敷神阙，可以使其药力通达周身，收敛正气，固表止汗。本方出自《集验良方》一书，《本草纲目》中也有敷脐治疗自汗、盗汗的记载。临床应用，屡试不爽。

鸡蛋浸泡童便熟食

病证 自汗、盗汗。

方药 鸡蛋 5 枚。

用法 将鸡蛋外壳轻轻敲碎，不损伤内白皮，浸童便内一昼夜，取出用冷水渐渐加火煮熟食之，2次即愈。

说明 鸡蛋有滋阴养血、润燥息风的作用，童便亦能滋阴止血。盗汗多因阴虚所致，故本方可止之。结核病患者服童便浸鸡蛋，不仅可以增加营养，而且可以治疗盗汗、咯血。

浮小麦大枣汤内服

病证 自汗、盗汗。

方药 浮小麦500g，大枣500g。

用法 水煎服，每日1剂，2次分服。

说明 浮小麦为干瘪轻浮之小麦，味甘性凉，治骨蒸劳热，止自汗盗汗。《本经逢原》云："能敛盗汗，取其散皮腠之热也。"《卫生宝鉴》亦用之治盗汗及虚汗不止，足见其效不凡。大枣调和营卫，营卫和则汗自止。

脚汗

白矾洗脚

病证 脚部出汗。

方药 白矾 30g。

用法 水煎洗脚。

说明 白矾为含水硫酸铝钾，低浓度白矾液有消炎、收敛、防腐的作用，故能止脚汗。

腋臭

白矾粉扑腋下

病证 腋臭。

病证 腋臭俗称狐臭，分布在腋下体表皮肤的顶泌汗腺分泌物散发出特殊、难闻的气味，夏季更甚。多在青春期时发生。

方药 白矾。

用法 研粉，绢袋盛之，常扑腋下。

说明 白矾有较强的杀菌、收敛作用，可以止汗、硬化皮肤。腋窝顶泌汗腺分泌物中所含的有机物质被局部皮肤的细菌分解后产生不饱和脂肪酸，从而散发出一种特殊的臭味。白矾粉常扑腋下，可以抑制腋窝顶泌汗腺的分泌，同时还可杀灭局部细菌，故可以治疗腋臭。

火针点刺腋气穴

病证 腋臭。

取穴 腋气穴。奇穴，位于腋窝正中点。

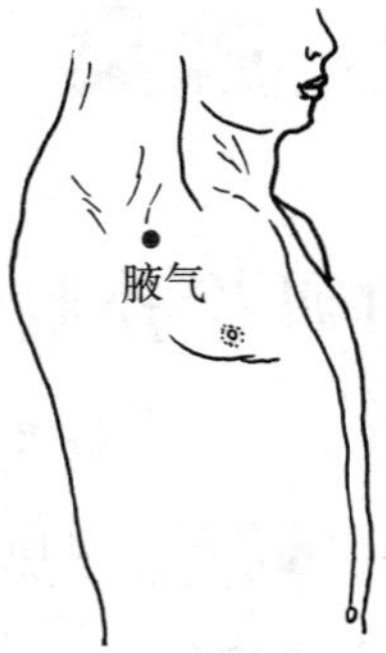

腋气穴定位图

操作方法 令患者举手，暴露腋窝。常规消毒后，将火针烧红，对准腋气穴及其周围点刺3~5下即可。1周点刺1次，一般点刺1~3次即可收效。

说明 《医宗金鉴》说："凡腋气，先用快刀剃去腋毛净，乃用好定粉水调搽患处，六七日后，看腋下有一黑点者，用艾炷如米大者灸之，三四壮，永不再发。”用火针点刺则更为便捷有效，其原理并无二致。腋臭的产生乃腋下汗腺分泌臭汗之故，用火针点刺汗腺分泌之处（腋气穴），使之闭塞，堵其源泉，则不臭矣。

消化道肿瘤

壁虎粉内服

病证 胃癌是我国常见的恶性肿瘤之一，其发病原因不明，可能与多种因素，如生活习惯、饮食种类、环境因素、遗传、精神因素等有关；也与慢性胃炎、胃息肉、胃黏膜异常增生和肠上皮化生、术后残胃炎，以及长期幽门螺杆菌（HP）感染等有一定的关系。胃癌早期症状常不明显，有捉摸不定的上腹部不适、隐痛及嗳气、泛酸、食欲减退、轻度贫血等部分类似胃、十二指肠溃疡或慢性胃炎的症状。随着病情的进展，胃部症状渐轻，明显出现上腹部疼痛、食欲不振、消瘦、体重减轻和贫血等。后期常有癌肿转移，出现腹部肿块、左锁骨上淋巴结肿大、黑便、腹水及严重营养不良等。

方药 壁虎。

用法 每日用壁虎1条和米适量，炒至焦黄，研成细粉，分2~3次以少量黄酒调服。

说明 《四川中药志》云："（壁虎）祛风，破血积包块，治肿瘤。"《本草纲目》谓之治"血积成痞，疠风瘰疬"。临床报道，治疗4例患者，临床症状无法消失。钡餐造影复查，1例食管下段狭窄消失，但边缘仍欠整齐；1例食管下段狭窄较前为轻；1例见癌灶消失；1例食管中段仍然狭窄，但脱落细胞检查阴性。另据《湖南中医杂志》报道，用壁虎酒治疗食管癌1例获效。

蜈蚣粉内服

病证 食管癌、胃癌。

方药 蜈蚣。

用法 晒干研末，每日2~3次，分次服。或以蜈蚣 100 条制成 200ml 注射液，每天用 2~4ml，于病灶基底部浸润注射。

说明 临床中观察到，蜈蚣对癌肿溃疡患者疗效较明显，多在用药后 1 个月内溃疡明显缩小，25~30 天后即出现癌组织坏死脱落，病理科复查见癌细胞萎缩退化，代之以炎性细胞和结缔组织。蜈蚣每日最多用至 6 条，未见毒性反应。噎膈一症相当于西医学之所谓食管癌，《医学衷中参西录》载："有病噎膈者，服药无效，偶思饮酒，饮尽一壶而病愈后视壶中大蜈蚣一条，恍悟其病愈之由不在酒，实在酒中有蜈蚣也。盖噎膈之证，多因血瘀上脘，为有形之阻膈。蜈蚣善于开瘀，是以能愈。观于此，则治噎膈者，蜈蚣当为急需之品矣。"现代药理研究已证明，蜈蚣对肿瘤细胞有抑制作用。

白鹅血内服

病证 食管癌、胃癌。

方药 白鹅 1 只。

用法 追逐鹅令其奔跑，割颈取血，趁热饮服。

说明 湖北名医张梦依曾以此治疗胃癌，收到了一定的效果。《灵验良方汇编》云："献花寺僧自究病噎，百药不效。临殁谓其徒曰：'我毒罹此患，胸臆必有物为祟。死后为我剖去，我感汝无尽矣。'其徒如教，得一骨如簪。取置经案，久传相示。适有武官寓寺，从者杀鹅，未断其喉。偶见此骨，取以挑刺，鹅血喷发，而骨随减。其徒亦素病噎，因悟鹅血可治，遂数饮而愈。遍以此方授人，无不验者。"

鼠妇煎剂内服

病证 肝癌是我国死亡率仅次于胃癌、食管癌的第三大常见恶性肿瘤，初期症状并不明显，晚期主要表现为肝痛、乏力、消瘦、黄疸、腹水等症状。

方药 鼠妇。

用法 取干燥鼠妇60g，加水适量，煎2次，共取汁240ml，混合，1天4次口服，每次服60ml。服药期间禁食酸辣食物。

说明 采用大剂量单味鼠妇煎汁口服，用于肝癌晚期出现的剧痛，止痛效果明显。

肢体经络病证

面神经麻痹

马钱子切片外敷

病证 面神经麻痹俗称面瘫、吊线风，是以面部表情肌群运动功能障碍为主要特征的一种常见病，多数患者往往于清晨洗脸、漱口时突然发现一侧面颊动作不灵、嘴巴歪斜。病侧面部表情肌完全瘫痪者，前额皱纹消失，眼裂扩大，鼻唇沟平坦，口角下垂，露齿时口角向健侧偏歪。病侧不能做皱额、蹙眉、闭目、鼓气和噘嘴等动作。鼓腮和吹口哨时，因患侧口唇不能闭合而漏气。进食时，食物残渣常滞留于病侧的齿颊间隙内，并常有口水自该侧淌下。由于泪点随下睑内翻，因此泪液不能正常引流而外溢。

方药 马钱子。

用法 将马钱子湿润后切成薄片，3g约可切20片，排列于橡皮膏上，贴敷于患侧面部（向左歪贴右，向右歪贴左），7~10天换一张，至恢复正常为止。

说明 临床报道，轻症一般贴 2 次即可痊愈。观察 150 人次，有效率约为 80%。《中药大辞典》谓之“散血热，消肿，止痛。治咽喉痹痛，痈疽肿毒，风痹疼痛，骨折，并治面神经麻痹，重症肌无力”。

蓖麻子捣烂外敷

病证 面神经麻痹。

方药 蓖麻子。

用法 捣烂，左歪贴右，右歪贴左。或用醋抹亦可。

说明 《本草纲目》云蓖麻子：“性善走，能开通诸窍经络，故能治偏风失音、口噤、口目㖞斜，头风、七窍诸病。”《妇人大全良方》亦用之治口眼㖞斜，用“蓖麻子七七粒，研作饼，右㖞安在左手心，左㖞安在右手心，却以铜盂盛热水坐药上，冷即换，五六次即正也。”

筋骨痛

姜胶膏外敷

病证 因受寒引起的筋骨疼痛、肌肉麻木。

方药 鲜姜自然汁、明胶120g。

用法 上二味同熬成膏，摊于布上，每10日一换。

说明 鲜姜之辛辣开通，热而能散，故能温暖肌肉，深透筋骨，以除凝寒痼冷，而涣然若冰释也。唯有热肿疼者，则断不可用。此方原名姜胶膏，《医学衷中参西录》谓其主治凡因受寒肢体疼痛，或因受寒肌肉麻木不仁者，贴之皆可治愈。因受风而筋骨疼痛，或肌肉麻木者，用之亦可治愈。

扭伤

韭菜泥外敷

病证 扭伤是闭合性软组织损伤之一。多在外力作用下关节发生超常范围的活动，造成关节内、外侧副韧带损伤。关节出现疼痛、肿胀、皮下瘀血、功能障碍等症状，其程度随损伤程度而加重。轻者发生韧带部分纤维断裂，重者则韧带纤维完全断裂，并导致关节脱位或半脱位，同时合并关节内滑膜和软骨损伤。在运动中较为常见。

方药 韭菜泥。

用法 取鲜韭菜 150g（带根）洗净，捣如泥状，然后加 75% 的乙醇 5ml、甘油 5ml 即成。用时将配制好的韭菜泥外敷于伤处，范围应超出肿胀区 2~3cm，24 小时后重新更换，3 次为 1 个疗程。

赤小豆粉外敷

病证 扭伤。

方药 赤小豆。

用法 磨粉，凉水调糊，涂敷受伤部位，厚0.2~1cm，外用纱布包扎，24小时后解除，未愈者依上法再次涂敷。

说明 《朱氏集验方》《药性本草》中有用赤小豆治“赤肿”、散“恶血”的记载，其对炎性肿痛亦有排脓消肿、化瘀止痛的作用。

针刺养老穴

病证 急性腰扭伤，中医称为“闪腰”，是由活动时姿势不正确，用力不当，如过度负重、剧烈运动、弯腰取物或外力撞击损伤所致，症见腰部疼痛，活动受限，静止时疼痛较轻，活动或咳嗽、打喷嚏时掣痛较甚，多责之于督脉气滞，不通则痛。

取穴 养老穴。养老穴属手太阳小肠经，为手太阳小肠经郄穴。在前臂背面尺侧，当尺骨小头近端桡侧凹陷中。

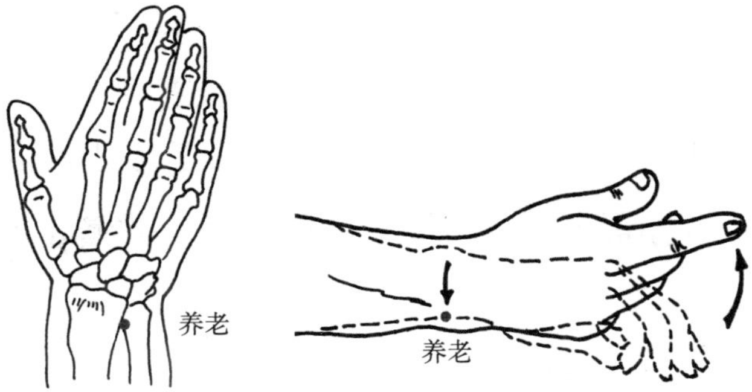

养老穴定位图

操作方法 医者先用大拇指在养老穴上点按一下，常规消毒后，取 1.5 寸毫针，针尖斜向肘关节方向刺入 1 寸左右，如无明显针感，行捻转提插手法，直到有强烈的酸、胀得气感为止。治疗落枕，左痛刺右穴，右痛刺左穴，边刺激边让患者转动头颈，并前屈后仰，疼痛即可消失。治疗急性腰扭伤，刺双侧养老穴，强刺激，边刺激边让患者活动腰部。每日 1 次，3 次为 1 个疗程。一般治疗 1 个疗程即可获效。

说明 手太阳小肠经绕行肩胛，在大椎穴与督脉相会，经络所过，主治所及，“项痛不可俯仰，刺足太阳；不可以顾，刺手太阳”(《灵枢·杂病》)。养老为手太阳小肠经郄穴，为经脉之气深聚之处。落枕乃手太阳经气瘀滞之故也，遵经之旨，刺之可疏通手太阳经气，治落枕项强项痛，不可以左右回顾者，应手取效。手太阳经在大椎穴与督脉相会，故刺养老穴亦可疏通督脉经气，经气通，腰痛止。

针刺精灵、威灵穴

病证 急性腰扭伤。

取穴 精灵、威灵穴。二穴皆为奇穴。精灵穴位于手背第4、5掌骨间隙后缘（中渚穴直下方），威灵穴位于第2、3掌骨间隙后缘（合谷穴的尺侧）。

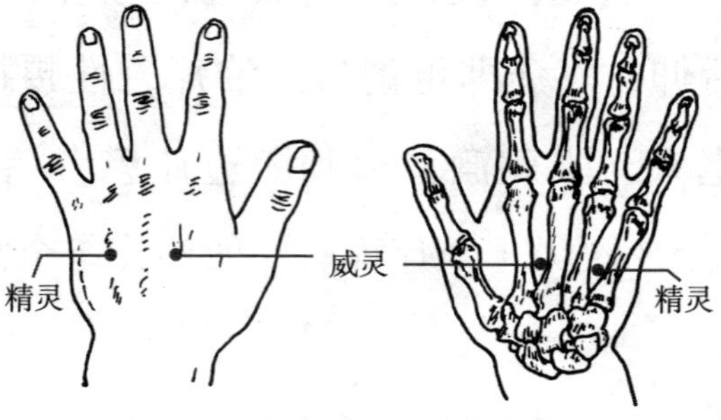

精灵穴、威灵穴定位图

操作方法 患者取坐位。用1寸毫针在精灵、威灵穴处施用泻法，中强刺激3~5分钟，得气时酸麻胀感传于指尖。一般先针精灵穴，后针威灵穴。痛不减者，留针30分钟，每10分钟行针1次。每日治疗1次，3次为1个疗程。

说明 《小儿推拿方脉活婴秘旨全书》说："威灵穴在虎口下，两旁岐有圆滑处。遇猝死症，摇掐即醒""精灵穴在四、五指夹界下半寸，治痰涌，气促，气攻"。此处所谓"气攻"则是指各种剧烈的疼痛。《针灸学》中所述的腰痛穴位置与精灵、威灵相同，谓："腰痛穴，手背指总伸肌腱两侧，腕横纹下1寸处。一手两穴，主治急性腰扭伤。由两侧向掌中斜刺0.5~0.8寸。"治疗各种剧烈疼痛，此二穴当为首选。对急性腰扭伤、结石引起的肾绞痛、胆道蛔虫病引起的胆绞痛等均有特效。

闪腰岔气

针刺大陵穴

病证 患者多因突然扭转或屈伸姿势不协调使胸胁筋膜、肌腱韧带受损而致闪伤，或因跌仆、撞击导致胸胁部挫伤，引起胸部疼痛，俗称岔气。总的病机为局部经气壅滞不通或气血阻滞，不通则痛。

取穴 大陵穴。大陵穴属手厥阴心包经，为手厥阴心包经输穴、原穴。在腕掌横纹的中点处，当掌长肌腱和桡侧腕屈肌腱之间。

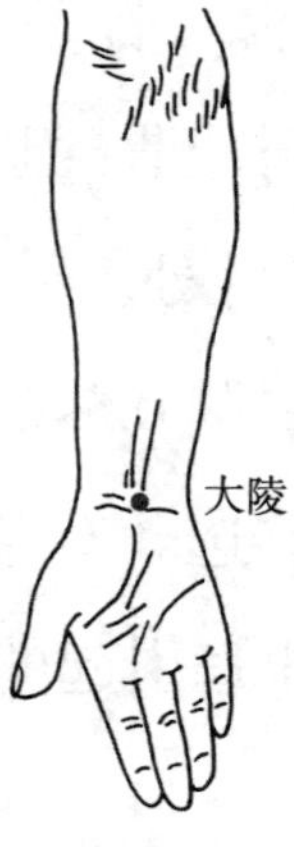

大陵穴定位图

操作方法 患者取仰卧位或坐位。取大陵穴，先针健侧，后针患侧。用1.5寸毫针，嘱患者轻咳一声，随咳进针，斜刺向掌心进针1~1.2寸，行呼吸提插法泻法1分钟，以有放电感并向指端放射为佳。初痛（1天内）或气滞型者可不留针，血瘀型或病史稍长或即刻效果不显者可留针20分钟，间隔

5 分钟运针 1 次。

说明 《玉龙歌》说："心胸之病大陵泻，气攻胸腹一般针。"《通玄指要赋》中也说："抑又闻心胸病，求掌后之大陵。" 岔气可见于心胸痛、气攻胸腹诸证，针刺大陵治疗岔气乃古人之经验。传统针刺法是大陵穴直刺 0.3~0.5 寸，刺激量小，临床效果不佳。采用深刺斜透的方法，便于行手法，针感强，并且可以深透劳宫，通经调气作用更强，缓急止痛作用更速。

跌打损伤

人尿煎服

病证 跌打损伤主要指跌仆、击打等造成的软组织损伤、外伤肿胀疼痛、皮肉破损出血，也包括摔伤、金刃伤等。其主要病理为瘀血壅滞，血闭气阻，故以疼痛、肿胀为主要表现。

方药 人尿 100ml。

用法 煎服，每次 60~100ml，日服 2 次。

说明 《本草经疏》谓“人尿为除劳热骨蒸、咳嗽吐血及妇人产后晕闷绝之圣药”。《医林纂要》谓“便溺，凡跌打血闷欲死，灌此即苏，新产和酒饮之，可免血晕上攻，血瘀作痛，此皆咸以散瘀，见效甚速者”。《重庆堂随笔》谓：“童子小便，最是滋阴降火妙品，故为血症要药。”以上论述，足证人尿为止血良药，实堪珍之。

肩周炎

针刺阳陵泉穴

病证 肩周炎是临床常见的一种病证，其发病多与软组织的长期劳损、外伤、受寒等有关，属中医的“肩凝”“漏肩风”等范畴。

取穴 阳陵泉穴。阳陵泉属足少阳胆经，为足少阳胆经合穴。在小腿外侧，当腓骨小头前下方凹陷处。

操作方法 患者坐位，屈膝垂足取穴，快速捻转刺入，得气后施以泻法，每隔5分钟行针1次，留针半小时。在行针的同时，嘱患者活动患肢，范围由小到大，不要用力过猛，以免经筋受损。每日1次，针刺7次为1个疗程。

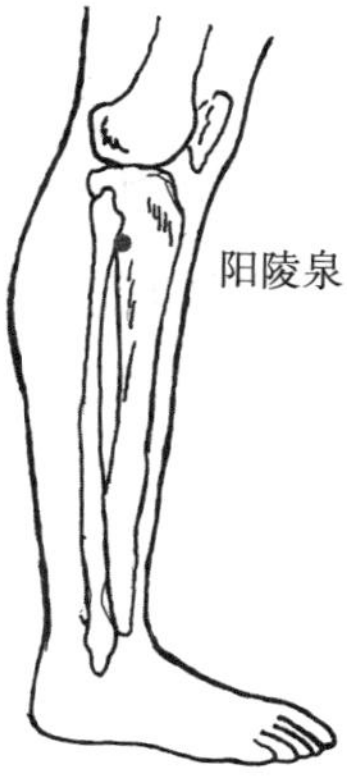

阳陵泉穴定位图

说明 阳陵泉是足少阳胆经的合穴，又是筋之会穴，足少阳经循行路线过肩，根据“上病下取”的原则，选筋之会穴阳陵泉治之，则能调和气血，活血化瘀，解除经筋受阻，使患肩疼痛消失，关节活动自如。《马丹阳十二穴歌》对阳陵泉的功效做了概括：“膝肿并麻木，冷痹及偏风。举足不能起，坐卧似衰翁。”肩痛当属于冷痹、偏风之列，故治之有效。

小腿抽筋

针刺承山穴

病证 腓肠肌痉挛俗称转筋、小腿抽筋，是痛性肌肉痉挛中最常见的一种，当属中医学“痹证”“痛痹”范畴。本病多因寒凉刺激使阴寒之气客于肌肉筋骨之间，气血不和，筋脉拘急而发。劳动或运动过程中，下肢静脉曲张，血运障碍，也可引起腓肠肌痉挛发作。发作时轻者数分钟，重者十几分钟，有的一天中发作数次。

取穴 承山穴。承山属足太阳膀胱经，在小腿后面正中，委中与昆仑之间，当伸直小腿或足跟上提时腓肠肌肌腹下凹陷处。

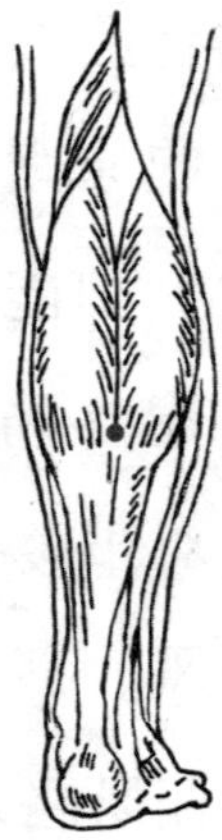

承山穴定位图

操作方法 令患者俯卧，双下肢自然伸直，用2%的碘酒将承山穴处消毒，然后用75%的乙醇脱碘。取直径0.4mm的特制火针（钨锰合金针），在酒精灯上烧至通红发白，采用速刺法，对准穴位快速刺入0.5寸后迅速出针，烧一次点一痏，每次治疗刺3痏，隔日施术1次。一般1次即可见效，治疗3次后评定疗效。

说明 火针承山穴能温经散寒，活血通络，使局部供血改善，痉挛消失。烧针在火针疗法操作中十分关键，针烧红后还要在火上再烧至针体发白才能刺入穴位。为了取得良好效果，烧针用的酒精灯要尽量靠近预治穴位。针刺后可用消毒干棉球覆盖针刺部位，以防感染。

网球肘

巨刺曲泉穴

病证 肱骨外上髁炎属中医“痹证”范畴，俗名“网球肘”，多因肘腕长期劳作，风寒之邪积聚肘节，以致劳伤气血或风寒侵袭脉道，经筋络脉失和而成。治疗当以调气活血、通络止痛为原则。

取穴 曲泉穴。曲泉属足厥阴肝经，为足厥阴肝经的合穴，位于膝内侧横纹头上方凹陷中。

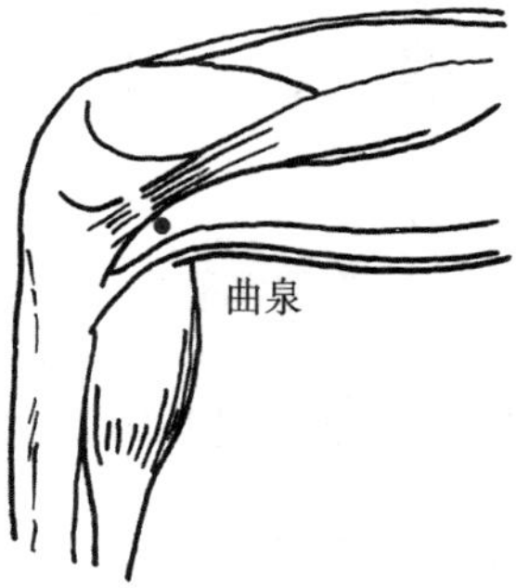

曲泉穴定位图

操作方法 患者坐位或仰

卧位，取健侧曲泉穴。常规消毒后，用2寸毫针直刺进针。得气后，行平补平泻法，留针30分钟，每隔10分钟行针1次。每日1次，10次为1个疗程。

说明 《素问·离合真邪论》云：“气之盛衰，左右相倾，以上调下，以左调右。”《素问·阴阳应象大论》又云：“善用针者，从阴引阳，从阳引阴，以左治右，以右治左。”《肘后歌》中说“风痹痿厥如何治，大杼曲泉真是妙。”曲泉穴为肝之合穴，肝主筋，藏血，主疏泄。刺其合穴，可以调畅经脉气血，舒筋活络利关节，从而收到通而不痛之效。

瘘

侧柏叶、椿树叶熬膏外敷

病证 中空器官与中空器官，或中空器官与皮肤、黏膜之间长期不愈合的异常管道为瘘管。瘘管底常存有失活组织和异物，内壁多为老化的结缔组织，并不断排出分泌物、排泄物或浓汁。窦道与瘘管的区别仅在于窦道不与中空器官相通。

方药 侧柏叶、椿树叶各 5kg。

用法 上药加水煎成浓汁，文火收膏，贮瓶备用。临用时蘸膏药适量，涂于纱布上，敷贴患处。每日换药 1 次。

说明 本方名为柏椿膏，系民间单方。南京中医药大学院附属医院许履和医师在临床使用已达 20 余年，药源丰富，疗效可靠，可以推广使用。侧柏叶辛、苦，微温，无毒，具有清热消肿、杀虫生肌之功；椿树叶味苦、涩，性寒，有清化湿热、止血收敛之力。用药后脓性分泌物增多为正常现象，脓尽后可用 20% 的黄连水冲洗管腔，然后涂柏椿膏收功。

外科病证

脉管炎

白花丹参酒饮服

病证 血栓闭塞性脉管炎是指发生于中、小动脉（同时累及静脉及神经）的慢性、进行性、节段性、炎症性血管损害。病变累及血管全层，导致管腔狭窄、闭塞。典型的临床表现为间歇性跛行、休息痛及游走性血栓性静脉炎。该病主要侵犯肢体，尤其是下肢的中、小动脉及其伴行的静脉和皮肤浅静脉，受累血管呈现血管壁全层的非化脓性炎症，管腔内有血栓形成，管腔呈现进行性狭窄以至完全闭塞，导致肢体缺血而疼痛，严重者肢端可发生不易愈合的溃疡及坏疽。

方药 白花丹参。

用法 晒干切碎，压为细末，用白酒（55度）浸泡15天，配制成5%~10%的白花丹参酒。每次服20~30ml，日服3次。如病情较重，疼痛剧烈且会平时饮酒者，每次可服50ml，每日2~3次，或顿服药酒，以醉为度。

说明 《本草汇言》云："丹参，善治血分，去滞生新，调经顺脉之药也……补血生血，功过归地；调血敛血，力堪芍药；逐瘀生新，性倍芎䓖。"《日华子本草》谓其"养神定志，通利关脉。治冷热劳，骨节疼痛，四肢不遂；排脓止痛，生肌长肉。破宿血，补新生血"，治"恶疮疥癣，瘿赘肿毒，丹毒"。多数患者服药后疼痛停止或减轻，患肢症状改善，四肢有发热感，或有明显发热感向肢体远端传导。对游走性浅静脉炎也有一定效果。大多数患者服后无不良反应，个别有皮肤瘙痒。长期服用可发生胃痛、胃纳减退等，应暂时停药观察。肝炎、溃疡病、高血压、肾炎等患者忌用。

压疮

红花浓汁纱布敷贴

病证 压疮是由于局部组织长期受压，发生持续缺血、缺氧、营养不良而致的组织溃烂坏死。其形成过程分为红斑期、水疱期和溃疡期。红斑期全身的受压部位表现为局部瘀血，皮肤呈现红斑。水疱期受压部位出现大小不等的水疱，皮肤发红充血，用手指压时不消退。浅溃疡期溃疡不超过皮肤全层，因溃疡基底部缺乏血液供应，呈苍白色，肉芽水肿，流水不止。深溃疡期涉及深筋膜和肌肉，受累组织因缺血而坏死，呈黑色，因细胞感染，病变常侵犯骨质，形成骨膜炎或骨髓炎。

方药 红花 500g。

用法 加水 7000ml，约煎 2 小时红花成白色后过滤取液，再用文火煎液 3~4 小时，使呈胶状。用时涂于纱布上贴患处，覆以消毒纱布固定。隔日换药 1 次。

说明 压疮多因身体局部长期受压，血液阻滞不通而成。红花善通利经脉，活血化瘀，故以治之。《本草纲目》曰："或跌仆损伤而气血瘀积，或疮疡痛痒而肿溃不安，是皆气血不和之证，非红花不能调。"

痔疮

田螺冰片水外涂

病证 痔疮包括内痔、外痔、混合痔，是肛门直肠底部及肛门黏膜的静脉丛发生曲张而形成的一个或多个柔软的静脉团。内痔一般可分为4期：Ⅰ期无痛苦，主要以便血、分泌物多、痒为主；Ⅱ期有便血，痔随排便脱垂，但能自行还纳；Ⅲ期（又称为晚期）内痔脱垂于肛门口外，或每次排便脱出肛门口外，不能自行还纳，必须用手托回；Ⅳ期内痔脱出肛门无法回纳到肛门的里面，是内痔最严重的病证。

方药 大田螺1个，冰片0.15g（可用白矾代之）。

用法 以刀尖挑起螺盖，放入冰片，平待片时，待螺渗出浆水，用鸡毛蘸涂患勤勤扫之，其肿痛自然消散。

说明 田螺性大寒，有较好的消炎、解毒、清热作用，用于痔疮，收效颇速。螺中入食盐少许取汁点眼，可治目热赤痛，烂眼风弦。如无田螺，可用蜗牛代之，亦效。孟广奇教授曾到农村进行巡回医疗，闻一老妇有治痔秘法，每日门庭若市，求医者络绎不绝，亲往观之，所秘之药乃田螺水也。

芒硝白矾熏洗

病证 痔疮。

方药 芒硝 150g，明矾 15g。

用法 二药打碎置盆内，以开水 2000ml 冲化，患者坐盆上，用热气熏蒸肛门，俟水温渐降，先洗涤患处，再坐浸药液中，至水凉为止。每日 2~3 次。

说明 芒硝有泄热、软坚之功，能散恶血，消疮肿，故《梅氏经验方》用以治火丹毒，《简要济众方》用以治小儿鹅口疮。白矾有燥湿解毒之功，能蚀恶肉，生好肉，故《本草纲目》谓之治痈疽疔肿、恶疮。二药合用，治痔颇效。

肛裂

白及膏涂搽

病证 肛裂是一种常见的肛管疾患，也是中青年人肛管处剧痛的常见原因。肛裂常发于肛门后、前正中，以肛门后部居多，两侧较少。初起仅在肛管皮肤上有一小裂口，有时可裂到皮下组织或至括约肌浅层，裂口呈线形或菱形，如将肛门张开，裂口的创面即成圆形或椭圆形。

方药 白及粉、石膏粉

用法 取白及粉用蒸馏水配成7%~12%的液体。待溶解后稍加温，静置8小时，过滤成为黄白色胶浆。每100ml胶浆再加入石膏粉100g，搅匀，高压消毒，便成白及膏。用药前先以温水行肛门坐浴，然后用无齿镊夹白及膏棉球从肛门插入约2cm，来回涂擦2~4次取出。再将一个白及膏棉球置于肛内2~3cm处，另取一个白及膏棉球放在肛裂创面，将涂有白及膏的纱布块敷于肛门，胶布固定。每天换药1次，全疗程10~15日。如第1次治疗不能往内塞药，可先将白及膏敷于肛门部；第2日肛门括约肌松弛，棉球便可顺利塞入并来回涂擦。

说明 获效主要是由于敷药能很快使肛门括约肌松弛，止痛止血，同时白及膏有润滑、保护创面、促进生肌的作用。

脱肛

五倍子白矾煎水洗

病证 脱肛或称直肠脱垂，指肛管直肠外翻而脱垂于肛门外。早期便后有黏膜自肛门脱出，并可自行缩回；以后渐渐不能自行回复，需用手上托复位，常有少许黏液自肛门流出，排便后有下坠感和排便不尽感，排便次数增多；晚期脱肛在咳嗽、喷嚏、走路、久站时发生，或稍一用力肛门即可脱出，脱出后局部有发胀感，也可感到腰骶部胀痛，脱出的黏膜有黏液分泌，黏膜常受刺激可发生充血、水肿、糜烂和溃疡，分泌可夹杂血性黏液，刺激肛周皮肤，可引起瘙痒。

方药 五倍子末 9g，白矾 3g。

用法 水煎洗之即收。

说明 脱肛多因久咳久泻，气虚下陷所致。症见直肠或直肠黏膜脱出肛外。五倍子、白矾均有涩肠收敛作用，煎汤外洗可使脱出之直肠回复。

鳖头灰和冰片外敷

病证 脱肛。

方药 鳖头（干透）30g，冰片 4g。

用法 将鳖头烧灰存性，再与冰片合研成细末。嘱患者大便后用温开水洗肛门，左侧卧位，由其家属将药末撒上，再右侧卧位撒药，然后轻轻托入。

说明 方中鳖头收缩之力坚强，恰可针对肛门松弛滑脱，乃是比类取象之意。《日华子本草》记载鳖头可“烧灰疗脱肛”。冰片辛凉，有清凉消肿之效。二药合用，共收清凉消肿，回纳肛管之功。

针刺百会穴

病证 脱肛。

取穴 百会穴。百会属督脉，为足太阳、督脉交会穴。在头顶部，当头部前后正中线与两耳尖连线的交汇处。

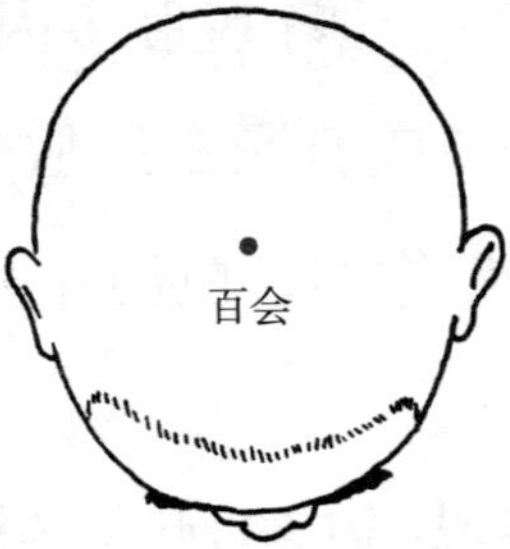

百会穴定位图

操作方法 患者坐位，常规消毒，右手持针在选定的穴位上向前或向后沿皮刺0.5~1寸。用捻转平补平泻法，行针30秒，留针30分钟，每5分钟运针1次。每日1次，连续针刺1~2个疗程，每个疗程7天。

说明 《医宗金鉴》说："百会，提补阳气上升，主治大人中风，痰火癫痫，小儿急慢惊风，大肠下气脱肛等症。"脱肛多由阳气虚羸，中气下陷所致，百会为诸阳之会，针之可使全身的阳气振奋，中气升腾，故脱肛自敛。

烧伤

石榴皮浓汁外敷

病证 烧伤是由高温、化学物质或电击引起的组织损伤。烧伤的严重程度取决于受伤组织的范围和损伤深度，可分为三度。Ⅰ度烧伤损伤最轻，烧伤皮肤发红、疼痛、明显触痛，有渗出或水肿。轻压受伤部位时局部变白，但没有水疱。Ⅱ度烧伤损伤较深，皮肤有水疱，水疱底部呈红色或白色，充满清澈、黏稠的液体。触痛敏感，压迫时变白。Ⅲ度烧伤损伤最深，烧伤表面可以发白、变软或呈黑色、炭化皮革状。由于被烧皮肤变得苍白，在白皮肤人中常被误认为正常皮肤，但按压时不再变色。破坏的红细胞可使烧伤局部皮肤呈鲜红色，偶尔有水疱，烧伤区的毛发很容易拔出，感觉减退。

方药 石榴皮 500g。

用法 用清水洗净后放入锅内，加水 500ml，文火煎至 250ml，滤过后置瓶中备用。据创面大小，将

$1cm^2$ 见方的纱布块用药液浸湿，贴于患处，直至痊愈，纱布块自行脱落。

说明 石榴皮在体外对金黄色葡萄球菌、溶血性链球菌、霍乱弧菌、痢疾杆菌、伤寒及副伤寒杆菌、变形杆菌、大肠埃希菌、铜绿假单胞菌及结核杆菌有明显的抑制作用，故治多种感染性炎症均有效。

活蝎油外涂

病证 烧伤。

方药 活蝎 30~40 个

用法 将活蝎放入 500g 食用油中浸泡，12 小时即可使用（浸泡时间愈长，效力愈强）。用时将创面水疱剪破，涂抹此油。

说明 全蝎具有解毒散结止痛的作用，能治疗疮肿，故治疗烧伤有效。

蛋清液外涂

病证 烧伤。

方药 鸡蛋。

用法 将新鲜无菌鸡蛋置于75%的乙醇中消毒15分钟，按无菌操作在鸡蛋两端各打一小孔，让蛋清流入消毒碗中（用时配制）。创面经清创处理后（如有水疱应剪破），即用消毒棉球蘸蛋清液涂抹。第1天2~3次，一般6~15小时创面即形成淡黄色的痂膜，此时疼痛缓解，体液渗出停止或减少。如发现痂膜下有化脓现象（多见于Ⅲ度烧伤），应及时切开痂膜彻底排脓，再涂蛋清液。一般采用开放暴露疗法，同时床上设置被单、纱罩或蚊帐保护。

说明 《海上方》载："治汤火烧、浇、皮肉溃烂疼痛，鸡清、好酒淋洗之。"实践证明，蛋清有收敛作用，能降低毛细血管的通透性，涂布后形成痂膜，起到保护作用，能减少体液渗出，防止继发性休克的发生。同时痂膜又能防止不洁物质的污染和外来刺激，有减轻疼痛的作用。

蜂蜜外涂

病证 烧伤。

方药 蜂蜜。

用法 一般Ⅰ、Ⅱ度中小面积烧伤，创面经清洁处理后即用棉球蘸蜂蜜均匀涂抹（不宜太厚或太薄），早期每日2~3次或4~5次，待形成焦痂后改为每日1~2次。采用暴露疗法。如痂下积有浓液，可将焦痂揭去，清创后再行涂抹，创面可重新结成焦痂，迅速愈合。对已感染的或面积较大的Ⅲ度烧伤，则可用蜂蜜纱布敷于创面，外面用无菌棉垫包扎。

说明 采用蜂蜜纱布包扎法者，一般经过6~9天肉芽生长良好，2~3周即可痊愈。在治疗过程中一般不会发生感染，已感染的创面涂蜜后脓性分泌物亦逐渐减少。但使用本法时仍应尽量创造无菌条件。《本草衍义》云：“汤火伤涂之痛止，仍捣薤白相和。”《本草衍义》云：“涂火灼疮能缓痛。”

蛋黄油外涂

病证 烧伤。

方药 鸡蛋10个。

用法 隔水煮熟，去白取黄，入锅内煎炒，渐渐有油泌出。取鸡蛋油涂患处。

说明 用蛋黄油（高压灭菌后）直接涂在经清创处理的烧、烫伤创面上，以暴露疗法为佳。涂药后，创面有清凉感，疼痛减轻，渗出减少，结痂块，痂皮自行脱落，一般不留瘢痕或瘢痕不显。

血余炭凡士林膏外涂

病证 烧伤。

方药 血余炭（人发灰）。

用法 取血余炭适量，加入凡士林调匀，涂于创面。用时先将创面洗净，如有水疱，煎破后用消毒棉球拭干。涂药后用消毒纱布包扎。头面部每天涂1次，其他部位每2~3天涂1次。

说明 《日华子本草》云血余炭“止血闷血运，金疮伤风，血痢，入药烧灰，勿令绝过。煎膏长肉，消瘀血也”。用血余炭治疗烫伤，生肌尤速。

石灰乳膏外涂

病证 烧伤。

方药 生石灰 500g，鸡蛋清 8 个。

用法 取生石灰 500g 放入盆内，加凉开水 1250ml，待石灰潮解成糊状时，将盆轻轻振荡使石灰沉底，取上层无渣石灰乳约 500g，加入鸡蛋清 8 个搅拌成胶冻样，再加香油 60ml，搅匀即成石灰乳膏。使用时先用镊子将创面皮肤拉平，水疱、焦痂不要动，亦不用任何药液消毒。取大于伤面的纱布 3~4 层，摊涂 1~1.5mm 厚的石灰乳膏，贴于伤面，包扎固定，松紧适宜。48 小时后药膏即凝固定型。如伤在颈部、腋下、腘窝时，涂药要厚，包扎后在 48 小时之内伤处不要弯曲，以防乳膏脱落，皮肤粘连。10~15 天拆除纱布和石灰乳膏，可见水疱吸收，焦痂自行脱落。此时伤面剧痒，但不宜搔抓。乳膏干后，创面有紧缩感，可用香油在纱布外面涂抹。对烧伤面积较大，创面已感染的患者，要及时控制感染，保持水和电解质的平衡，防止休克。

说明 《本草经疏》云:“石灰……其主疽疡疥瘙，热气恶疮，癞疾死肌，髓骨疽者，皆风热毒气浸淫于骨肉皮肤之间，辛温能散风热毒气，且能蚀去恶肉而生新肌，故为诸疮肿要药也。”烫火伤乃热毒淫皮肤之间所致，用石灰乳膏获效颇良。

紫草油外涂

病证 烧伤。

方药 紫草油。

用法 将干紫草800g轧碎放进5000ml麻油中，熬后去渣，装入灭菌瓶备用。用时根据烧伤部位、面积大小，清创后采用包扎或暴露疗法。包扎法适用于四肢、躯干，将灭菌纱布用紫草油浸透后，铺平放在创面上，外用纱布、绷带包扎。暴露法适用于头部、面部、颈部、会阴和躯干部，用无菌棉球将药涂在创面上，或将紫草油纱布铺在伤面上，不包扎。

说明 现代药理实验证明，紫草对化脓菌、大肠埃希菌有抑制作用，并能加速上皮生长，治疗烧伤，局部应用可促进创伤愈合。紫草根与当归制成紫云膏比单味药效果好。《幼科金针》紫草肌膏即用“紫草一钱，当归五钱，麻油四两。上三味，同熬药枯，滤清去渣，将油再熬，加黄醋五钱，熔化，倾入碗内，顿冷，涂之”，“治炎烫，发泡腐烂”。

冻伤

冬瓜去茄子根煎汤外洗

病证 冻伤是一种由寒冷所致的末梢部局限性炎症性皮肤病，是一种冬季常见病，以暴露部位出现充血性水肿红斑，温度高时皮肤瘙痒为特征，严重者可能会出现患处皮肤糜烂、溃疡等现象。

方药 冬瓜皮、茄根。

用法 煎汤乘热洗。

说明 冬瓜皮利水消肿，通经活络；茄根散瘀止痛，祛风通络。二药煮汤洗冻疮甚效。单用茄根洗冻疮，亦收良效。无茄根也可用辣椒根代之。

化脓性疾病

马齿苋湿敷

病证 痈肿恶疮、丹毒、瘰疬、化脓性皮肤病和外科感染，如暑令疮毒、疖肿、乳痈、丹毒、蜂蜜组织炎、肛周脓肿、甲沟炎等；黄水疮、臁疮、足癣感染等；糜烂渗出性皮损，如湿疹、漆疮、婴儿湿疹、接触性皮炎等。

方药 鲜马齿苋 200~300g。

用法 洗净捣碎，加水 500~1000ml，煮沸（不宜久煎），待水温降至 40℃左右时，用毛巾蘸药液溻洗患处，每日 2~4 次；或用 4~6 层纱布浸药液湿敷患处，每日 2~4 次，每次 20~60 分钟；亦可用马齿苋捣如泥糊状敷于创面，外加敷料固定，每日换药 4~6 次。

说明 上述疾患用马齿苋外治，并适当配合内服药，一般在 1~2 周可愈；对糜烂渗出的皮损用马齿苋湿敷，平均 3~5 天渗出停止，上皮新生。

甲沟炎

蜈蚣雄黄枯矾蛋烘烤

病证 甲沟炎是指（趾）甲周围软组织的化脓感染，是细菌通过甲旁皮肤的微创破损袭至皮下并生长繁殖引起的炎症性疾病。在手指，多由刺伤、撕剥肉刺或修剪指甲过深等损伤引起；在足趾，多因嵌甲或鞋子过紧引起。大多发生在拇（踇）指。刚开始时指甲的一侧轻度疼痛、红肿，之后加重化脓，脓液向另一侧或甲下蔓延，形成甲下脓肿，在甲下可见到黄白色脓液，使深处指甲与甲床分离。在足趾嵌甲的一侧常有慢性肉芽组织增生，使伤口长期不愈。

方药 蜈蚣 1 条，雄黄、枯矾各 1.5g。

用法 共研细末。另取新鲜鸡蛋 1 个，一端打破，倾出部分蛋白，以手指插入不溢为度，然后将药粉装入蛋内捣匀。患指从蛋孔处插入，用小火沿着蛋壳周围烘 1 小时以上，以患指有温热感为度，根据病情轻重每日烘烤1~2次，烘治后用无菌纱布包扎。

说明 临床报道，治疗12例，均获满意效果。一般烘治后疼痛很快消失，炎肿亦随之消退。多数病例治疗1~5次即可痊愈。如围烘后局部迅速形成脓肿，可行无菌操作切开排脓。

猪胆雄黄套指上

病证 甲沟炎。

方药 猪胆1个，雄黄末0.5g。

用法 雄黄末入猪胆内搅匀，套指上，二三时即愈。

说明 实验证实，猪胆汁有抑菌消炎作用，用治痈肿疔疮甚效；雄黄燥湿、杀虫、解毒，亦有较强的抑菌作用。二药配合，效果更佳。治疗甲沟炎，以及指（趾）端红肿如蛇头状，剧痛的蛇头疔有奇效。

痤疮

茵陈汤内服

病证 痤疮是毛囊及皮脂腺阻塞、发炎引发的一种皮肤病。青春期时，体内的激素会刺激毛发生长，促进皮脂腺分泌更多油脂，毛发和皮脂腺因此堆积许多物质，使油脂和细菌附着，引发皮肤红肿的反应。这种症状常见于青年男女，所以也称为“青春痘”。

方药 茵陈 50g。

用法 水煎，每日分 2 次口服，7 天为 1 个疗程，一般治疗 2 个疗程，个别患者服用 3 个疗程。服药期间禁用油脂化妆品和外搽药物。

说明 茵陈一药，临床上多用以治疗黄疸。风痒疮疥多因湿热所致，故茵陈亦可治之。《医学入门》即谓之“消遍身疮疥”;《本草再新》亦谓之“疗疮火诸毒”;《圣济总录》茵陈蒿散“治风瘙瘾疹，皮肤肿痒”;《备急千金要方》用茵陈煎汤“洗遍身风痒生疥疮”。足见其治疮之功不同凡响。

针刺身柱穴

病证 痤疮。

取穴 身柱穴。身柱属督脉。在背部，当脊柱正中线上，第3胸椎棘突下凹陷中。

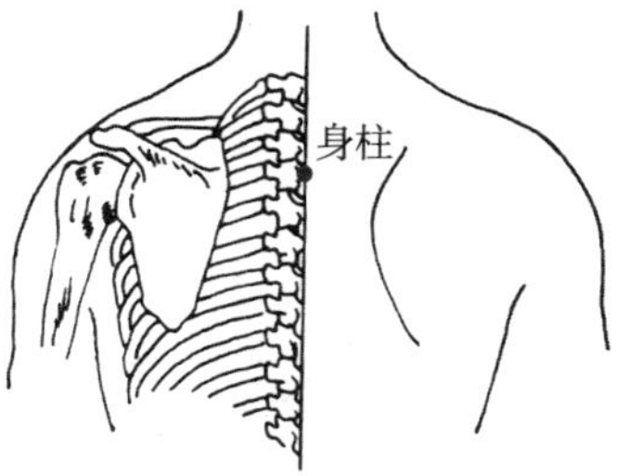

身柱穴定位图

操作方法 患者俯卧位于治疗床上，充分暴露身柱穴皮肤，施术前，医者先在身柱穴上下左右用手指向穴位中心处推按，常规消毒。医者左手按压施术部位的两侧，使皮肤固定，右手持已消毒的三棱针对准身柱穴，迅速将皮肤挑破，使之出血或流出黏液，再刺入0.5寸左右，将针身倾斜并使针尖轻轻提高，挑断皮下部分纤维组织，然后局部消毒，覆盖敷料，胶布固定，7天挑刺1次，一般挑刺3~5次。

说明 身柱穴位于督脉，督脉总督人体一身之阳气，刺之能清热解毒，活血化瘀，散结消肿。杜绝疖肿产生的根源，则痤疮不再发作。挑刺之后，3~5

天内针眼处不能着水。挑刺后针孔较大，必须严密消毒、止血，防止感染。治疗过程中，忌食鱼、虾、辣椒、酒等辛辣、肥腻之品。

疔

陈小粉陈醋膏贴敷

病证 疔毒是指痈疽、疖肿、疔疮、丹毒等体表感染性疾病。其病因病机基本相同，或因感受四时不正之气，火热之邪内侵；或因过食膏粱厚味、醇酒辛辣炙煿，湿热火毒内生，以致邪热壅聚，蕴蒸肌肤，气血凝滞，经络壅遏不能，出现红、肿、热、痛的症状。这类病证可以包括全身各部位的毛囊炎、蜂窝组织炎、急性淋巴结炎、淋巴管炎、腮腺炎、化脓性关节炎、骨髓炎、多发性深部脓肿、丹毒感染等疾病。

方药 多年陈小粉。

用法 锅内炒如饴，又炒则干为黄黑色，冷研后，再用陈醋熬如黑漆，磁器收贮，摊纸上，剪孔贴之，冷如冰，痛即止，少顷觉痒毒消。

说明 陈小粉即小粉麸洗制面筋后沉淀的淀粉，内服补中益气，外用消肿解毒。陈醋酸敛收涩，攒助小粉共建消肿止痛之功。《集验良方》云其治“痈肿发背、无名肿毒虫尤热未溃者”。《本草纲目》云：“小麦面敷痈肿损伤，散血止痛。烧存性，油调涂诸疮、汤火灼伤。”其味甘性凉，故能除热消肿，治各种外科感染。

鸦胆子醋调外敷

病证 疔毒。

方药 鸦胆子。

用法 连皮捣细，醋调，外敷立能止痛。

说明 鸦胆子具清热、燥湿、杀虫、解毒的作用，可治痢、久泻、疟疾、痔疮、疔毒、赘疣、鸡眼等症。《医学衷中参西录》云其“凉血解毒，善治热性赤痢，二便因热下血”，“治梅毒及花柳毒淋，捣烂醋调敷疔毒，善治疣”。

三棱针点刺

病证 红丝疔西医学称为管状淋巴管炎，其致病菌为金黄色葡萄球菌和溶血性链球菌，从损伤的皮肤或黏膜侵入，经组织的淋巴间隙进入淋巴管内，引起淋巴管发炎。本病病因多由于足部生疔、足湿气糜烂或皮肤破溃，感染邪毒，以致毒流经脉，向上走窜而继发。该病好发于前臂及小腿的内侧，先在原发病灶处有红肿热痛，继则有红丝一条，由前臂或小腿迅速向躯干方向走窜，上肢传向肘部而及腋窝，下肢传向膝部而及腹股沟，使腋窝及腹股沟淋巴结肿大压痛，伴有程度不同的症状，如恶心、发热、头痛、食欲不振、周身无力、苔黄、脉数等。初起之时，全身症状尚不明显。

取穴 阿是穴（病邪所发部位）。

操作方法 对患处进行常规消毒后，用三棱针从线状红丝疔的末端开始，寸寸点刺出血（原发病灶处禁刺），针毕，揩去血珠。治疗 1 次，即可痊愈。

说明 用三棱针泄其热毒，灭其炎炎之势，当即见效，屡试不爽。

癣

马蹄膏搽患处

病证 癣是由霉菌引起的某些皮肤病的统称，患处常发痒，按照所发部位之不同，可分为头癣、手癣、体癣、足癣等。

方药 马蹄甲（煅存性，研末）、马齿苋。

用法 预取马齿苋杵烂，加水煎成膏，调马蹄甲末，搽患处。

说明 此方出自《外科大成》，名曰马蹄膏。《中药大辞典》谓马蹄甲“治崩漏带下，牙疳，秃疮，疥癣，脓疱疮”。马齿苋对某些真菌有抑制作用，据文献记载，孟诜曾以马齿苋膏和灰涂治湿癣、白秃。二药合用，治各种癣均有效。

明矾松香膏外涂

病证 头癣。

方药 白矾 750g（煅枯研细），嫩松香 150g，猪板油 250g。

用法 将松香研粉包入板油内，以松树木柴点燃，使松香、板油融化，滴入容器内，冷却后加入白矾调匀，涂于患处。隔日将痂剔去，涂药 1 次，连续 3~4 次即愈。用时切不可洗，否则影响疗效。

说明 头癣即生长在头部的癣症。《神农本草经》谓明矾“主寒热泻痢，白沃，阴蚀恶疮”；松香“主痈疽恶疮，头疡白秃，疥瘙风气”。二药合用，治头癣颇效。

石灰膏外涂

病证 头癣。

方药 石灰。

用法 取刚风化的石灰半碗，加水至 1 碗，搅拌后沉淀3分钟，取上层乳状液，加入桐油约4滴，用力搅拌，去掉多余水分使成膏状，外搽患部。

说明 《医林纂要》谓石灰“杀虫解毒。”《孙真人食忌》淋石灰汁洗之以治疥。因石灰对真菌有杀灭作用，故用以治头癣。临床报道，治疗60余例，一般只擦数次即可见效。

紫皮蒜泥外涂

病证 花斑癣俗称汗斑，是由糠秕马拉色菌感染表皮角质层引起的一种浅表真菌病。致病菌系一种嗜脂性酵母，称为卵圆形糠秕孢子菌或正圆形糠秕孢子菌。初起损害为围绕毛孔的圆形点状斑疹，之后逐渐增至甲盖大小，边缘清楚，邻近皮损可相互融合成不规则的大片形，而周围又有新的斑疹出现。表面附有少量极易剥离的糠秕样鳞屑，灰色、褐色至黄棕色不等，有时多种颜色共存，状如花斑。时间较久的呈浅色斑。皮疹无炎性反应，偶有轻度瘙痒感。皮损好发生于胸背部，也可累及颈、面、腋、腹、肩及上臂等处，一般以青壮年男性多见。

方药 紫皮蒜。

用法 用紫皮蒜捣泥搽患处，1 日 3 次。

说明 花斑癣以成人多见。癣为圆形或不规则豆大或更大的斑疹，呈白色、淡红色或淡棕色，边界清楚，表面微发亮，搔有糠样鳞屑，重者皮疹可融合成片。大蒜有抗菌作用，紫皮蒜的抗菌作用较白皮蒜为强，亦能对多种致病真菌起到抑制或杀灭作用，故治癣有良效。

米醋调铁锈外搽

病证 体癣是一种常见的皮肤病，具有极强的传染性。致病的真菌寄生在脚上，就导致脚癣；寄生在手上，就导致手癣；寄生在头上，就导致头癣，统称为体癣。当致病真菌侵犯人体表面的角质层后，可引起红斑、丘疹、水疱等损害，继之脱屑，常呈环状，俗称圆癣或钱癣。

方药 带锈生铁 1 块（约 $3cm^2$，破锅铁为好），熟铁 1 块（长约 3cm，直径约 1cm 之铁棍为好），米醋 10ml。

用法 将米醋倒在生铁上，用熟铁棍对研铁锈与米醋，研稠后备用。用新毛笔蘸药汁搽患处，每日 1 次，每次以覆盖患处为度。次日用剃须刀轻轻刮去，再如上法搽涂患处，连续使用 1 周。

说明 本方为山东中医药大学张珍玉教授的祖传验方。方中铁锈辛苦性寒，除湿解毒；米醋酸苦，解毒杀虫。米醋调铁锈外搽，共奏清热除湿、杀虫止痒之效。本方屡施屡验。

蜂房枯矾粉外搽

病证 顽癣，即久治不愈的癣症。

方药 大露蜂房、白矾。

用法 以生白矾填入蜂房孔内，用破罐底盛之。仰口朝上，炭火煅令白矾化尽为度。取出研末搽癣上，2~3 次即除根不发。

说明 露蜂房又名蜂窝，是大黄蜂的巢窝。味甘性平，能攻毒杀虫，故治癣有效。白矾化尽成为枯矾，功能杀虫止痒。二药配合，为治癣之良方。

大蒜花椒泥外敷

病证 脚癣，即生在脚部的癣症。

方药 大蒜1头，花椒10粒。

用法 先把花椒炒焦，碾压成粉，然后和大蒜一起捣成泥状。先将患处用温水洗净，然后将大蒜花椒泥敷在患处，1~2mm厚。每隔1日敷药1次。每次敷药1小时即可。敷药20~30分钟后，大蒜在椒泥上析出现黄水，微疼痛，无其他副作用。

说明 现代药理研究证明，大蒜具有抗菌和抗真菌作用，故能疗癣疮；花椒有局部麻醉作用，能止痛、止痒。二药合用，对水疱型、趾间糜烂型、鳞屑型脚癣均有良好效果。轻者一般敷药1~2次即可痊愈。

丹毒

苍术膏内服

病证 丹毒系由A组β型溶血性链球菌所致的急性真皮炎症，中医称为“火丹”“流火”。发于小腿部的称为下肢丹毒。先驱症状有畏寒、全身不适、高热，体温达39℃~40℃，皮损特点为鲜红色水肿斑，表面紧张发亮，边界较清楚，严重者可出现水疱。伴有局部淋巴结肿大，自觉压痛明显，局部皮温高。

方药 苍术1000g。

用法 加水连煎3次，取浓汁，慢火熬成浓膏，另加蜂蜜250g，调成稠膏。每日2次，每次服1匙，开水冲服。

说明 本方是中国中医科学院广安门医院著名外科专家朱仁康教授的经验方。丹毒是一种皮肤突然发红，色如涂丹的急性感染性疾病。发于下肢者又称流水，为湿热下注所致。苍术善能健脾燥湿，湿邪得祛，则无以流趋于肢；下肢无湿邪留滞，则热无所蕴；温热之根既除，丹毒则无复发之源。但须注意，丹毒正发作时，红肿热痛，当用清热利湿解毒之剂，非本方所宜。

风疹

针刺曲池、血海穴

病证 风疹，又名瘾疹，西医学称为荨麻疹。患者皮肤上出现鲜红色的瘙痒性风团，此起彼伏，疏密不一，发病迅速，但消退也快。多因腠理不固，风邪侵袭，遏于肌肤而成。治宜疏风通络，活血化瘀。

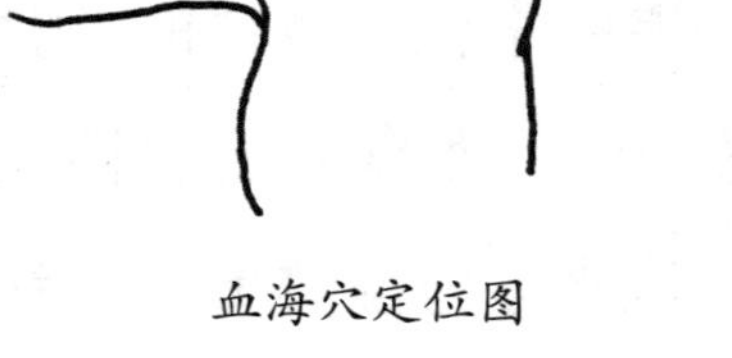

血海穴定位图

取穴 曲池、血海。曲池穴属手阳明大肠经，为其合穴。屈肘，在肘横纹外侧端，尺泽与肱骨外髁连线的中点。血海穴属足太阴脾经，在大腿内侧，髌底内侧端上2寸，当股四头肌内侧头的隆起处。

操作方法 患者坐位，取双侧曲池、血海穴，常规消毒后，选用2寸毫针，快速直刺1~1.2寸，用强刺激手法，有酸麻胀针感后，采用缓慢提插法行针2~3分钟，留针30分钟。每10分钟行针1次。每日针1次，7次为1个疗程。若未愈可再针1个疗程。

说明 《千金翼方》说:“瘾疹灸曲池二穴，随年壮，神良。”《马丹阳天星十二穴治杂病歌》说:“曲池拱手取，屈肘骨边求……遍身风癣癞，针着即时瘳。”可见曲池治风疹乃古人之经验也。中医理论中有“治风先治血，血行风自灭”之训，也是一条经验之谈。血海穴为治血证之要穴，尤能活血化瘀，引血归经，似导洪水入江海之要道也。针之，可使血液运行通畅，风邪自消，瘾疹自灭。针曲池，乃治标之举；针血海，乃治本之法。标本同治，风疹不发。

针刺拔罐神阙穴四周

病证 风疹。

取穴 神阙穴。神阙属任脉。在腹中部，脐中央。

操作方法 皮肤常规消毒后，用1.5寸毫针分别在神阙四周1寸处快速向下直刺，深度0.8~1寸，用强刺激手法，有酸、麻、胀感后拔针。用大火罐在神阙上吸拔，留罐15分钟。每日治疗1次，5天为1个疗程，若未痊愈可进行第2疗程的治疗。

说明 神阙穴正当脐中，脐为脐带脱落处结疤后的陷窝。胎儿靠脐带转输母体之气血而生长，故脐可谓先天元神出入之道，营养五脏六腑，通达四肢百骸。风疹乃感受邪风而生。神阙拔罐，可以拔除体内邪风，通调十二经络气血。“血行风自灭”，风灭而疹不再发。风疹是一种过敏性疾患。神阙拔罐是一种民间疗法，能否起到抗过敏的作用，值得进行临床观察和研究。南京中医药大学著名针灸学家杨兆民教授认为，“治疗过敏性疾病，如过敏性结肠炎、过敏性哮喘、过敏性荨麻疹等，用拔罐法有很好的抗过敏作用”。

湿疹

蛋黄油外涂

病证 湿疹是一种常见的由多种内、外因素引起的表皮及真皮浅层的炎症性皮肤病，一般认为与变态反应有一定的关系。其临床表现具有对称性、渗出性、瘙痒性、多形性和复发性等特点。在早期或急性阶段，患处有成片的红斑、密集或疏散的小丘疹，或是肉眼难见的水疱，严重时有大片渗液及糜烂。在亚急性状态，渗液减少及结痂，患处由鲜红变暗红，没有大片的糜烂；在慢性状态，渗液更少或完全干燥而结痂，往往和鳞屑混合而成鳞屑痂，患处颜色更暗或是发生色素沉着，有时色素减少，皮纹（尤其运动程度较大的部位）容易出现裂口，长期摩擦搔抓能引发显著的苔藓样化。

方药 蛋黄油。

用法 将鸡蛋煮熟，去白留黄，研碎，放入铜锅内以文火加热，待水分蒸发后再用大火熬出蛋黄油，过滤装瓶，高压灭菌备用。用时将蛋黄油直接涂患处，每日 1 次。一般用药后局部发红、渗液、瘙痒等症状即减轻，经治 3~5 次可获愈。以蛋黄油和入儿茶、冰片或三仙丹、雄黄，调抹患部，治疗皮癣、脚癣或头癣，亦均有效。

说明 蛋黄油有消炎、抑菌作用，治湿疹有效。

硫黄熏灸

病证 阴囊湿疹俗称绣球风，是湿疹中最常见的一种，局限于阴囊皮肤，有时延及肛门周围，少数可延至阴茎。急性阴囊湿疹主要表现为阴囊皮肤弥漫性发红、肿胀、剧烈瘙痒，可同时出现许多针头至米粒大小的丘疹、水疱，经搔抓或摩擦后，红斑、丘疹、水疱破裂，显露出大片湿润糜烂，有大量淡黄色浆液渗出，部分凝结成淡黄色痂。一般经 2~3 周，红肿减轻，渗液减少，逐渐愈合，但容易复发。

亚急性阴囊湿疹由急性阴囊湿疹转变而来，表现为阴囊皮肤轻度变厚和轻度糜烂，鳞屑较多，渗液甚少，仍有剧烈瘙痒。亚急性阴囊湿疹未及时治疗，迁延日久，或反复发作，可转变为慢性阴囊湿疹。表现为阴囊皮肤逐渐增厚粗糙，呈暗红或灰褐色，皱褶肥大，呈核桃壳状，有鳞屑附着，在病程中又可因剧痒搔抓后出现糜烂、渗液等急性或亚急性阴囊湿疹的症状。

方药 硫黄 3g。

用法 将硫黄放入瓷杯内。用棉花搓成捻子，蘸油少许插入硫黄中，点燃捻子，直接烟熏阴阜部分（用被单围住下身，以免烟气外泄），每次 1 小时左右。每日或隔日 1 次，一般 3~4 次即可见效。

说明 《梅师经验方》用“石硫黄研如粉敷疮上，日三度”治阴生湿疹疮，以其能燥湿杀虫之故也。临床报道，治疗 5 例皆愈，熏后阴囊或两腿内侧起紫红色瘢痕，不必用药，几天后即可消失。用硫黄、白糖、白矾等份外搽治阴囊湿疹，亦取得较好疗效。

带状疱疹

二味拔毒散香油调涂患处

病证 带状疱疹是由水痘－带状疱疹病毒引起的急性炎症性皮肤病，中医称为缠腰火丹，民间俗称“蛇丹”“蛇盘疮”。发疹前可有轻度乏力、低热、纳差等全身症状，患处皮肤自觉灼热或灼痛，触之有明显的痛觉敏感，持续1~5天，亦可无前驱症状即发疹。患处常首先出现潮红斑，很快出现粟粒至黄豆大小丘疹，簇状分布而不融合，继之迅速变为水疱，疱壁紧张发亮，疱液澄清，外周绕以红晕，各簇水疱群间皮肤正常。皮损沿某一周围神经呈带状排列，多发生在身体的一侧，一般不超过正中线。神经痛为本病特征之一，可在发病前或伴随皮损出现，老年患者常较为剧烈。

方药 雄黄20g，白矾20g，蜈蚣4条。

用法 将蜈蚣焙干，3味药共研细末，混合均匀，瓶装密封备用。用香油调成粥状，涂于患处，日

2 次。

说明 白矾、雄黄合方为二味拔毒散，有燥湿、解毒、收敛、防腐之功；配蜈蚣止痛、消肿；香油润肌肤。本方系大连市第三人民医院周鸣岐医师家传方，临床应用 40 余年，效果满意，且无任何副作用，一般 5 日可治愈。

棉花灸

病证 带状疱疹。

取穴 阿是穴（疱疹泛发部位）。

操作方法 将脱脂棉撕成薄薄的碎片，铺在疱疹泛发的部位上，用火点燃。迅速燃过，施术即告结束。每天 1 次，连续施术 3~5 天。

说明 发于腰部的带状疱疹形状如蛇盘于肌肤，老百姓认为发展到头尾相接即为不治。棉花灸是一种流传于民间的简易疗法，简便廉验，屡收佳效。施术时应注意，棉花片不可太厚，以防灼伤患处皮肤。

皮炎

醋蛋外敷

病证 神经性皮炎与中医的“牛皮癣”“摄领疮”等相类似。皮疹好发于颈部、四肢伸侧及腰骶部、腘窝、外阴，病程慢性，可反复发作或迁延不愈。患者自觉剧痒，常先有局部瘙痒，经反复搔抓摩擦后，局部出现粟粒状绿豆大小的圆形或多角形扁平丘疹，呈皮色、淡红色或淡褐色，稍有光泽。之后皮疹数量增多且融合成片，成为典型的苔藓样皮损，皮损大小形态不一,四周可有少量散在的扁平丘疹。

方药 鸡蛋 2 个，醋 250g。

用法 鸡蛋外壳经乙醇消毒后完整地放入口径较大的瓶内，加醋浸泡，瓶口密封，置阴暗处。7 个昼夜后取出鸡蛋，去壳，将蛋清与蛋黄贮入消毒瓶内盖紧备用。同时以棉球蘸药涂于患处，每日数次，每次反复涂擦 1~2 分钟，必须连续治疗，不能间断。一般涂药数次后鳞屑即渐脱落，剧痒减轻或停止。

此时如继续用药则病灶可逐渐缩小。如中断治疗则会反复。病程久者，治疗时间亦长。

说明 临床报道，治神经性皮炎 12 例,9 例病愈，3 例好转。

浓缩食醋外敷

病证 神经性皮炎。

方药 浓缩食醋。

用法 取食醋 500g，放在铁锅内煎沸，浓缩成 50g，装瓶备用。同时以温开水洗净患部，用消毒棉球蘸浓缩醋搽患部，每日早晚各 1 次。

说明 《本草拾遗》谓醋“破血运，除癥块坚积，消食，杀恶毒，破结气，心中酸水痰饮”。

大蒜泥外敷

病证 神经性皮炎。

方药 大蒜泥。

用法 大蒜捣烂为泥，用纱布包裹，外敷患处。

另用艾条隔蒜灸患处到疼痛为止，隔日 1 次。

说明 实验研究证明，大蒜具有抗真菌作用，故治神经性皮炎有效。采用艾灸法，有利于大蒜作用的发挥，又能收到灸疗的效果。

石榴皮明矾末搽患处

病证 神经性皮炎。

方药 石榴皮、白矾末。

用法 石榴皮蘸极细的白矾末搓患处，初搓时有微痛。

说明 《本草求原》云石榴皮“洗疥癞”。二药均有抑制致病真菌生长的作用，故用以治牛皮癣有效。《医学正宗》还以“酸榴皮煎汤冷定，日日扫之，取愈乃止”“治脚吐生疮，初起如粟，搔之渐开，黄水浸淫，痒痛溃烂，遂致绕胫而成痼疾”。

阿是穴刺血拔罐

病证 神经性皮炎。

取穴 阿是穴（病灶部位）。

操作方法 常规消毒后，用梅花针在皮损区均匀叩刺，轻重适度，以出现小血点为度。再用大火罐在病灶上拔吸，留罐15分钟。起罐后，揩干血液即可。隔3~5天叩刺拔罐1次，5次为1个疗程。疗程间休息1~2天。一般需要针刺1~3个疗程。

说明 本法适于治疗局限性神经性皮炎。梅花针局部叩刺加拔罐，有促进气血循环和排毒的作用，故用之有效。

五倍子醋涂抹

病证 田水偏碱性，温度偏高。在水田中劳动的农民皮肤在水中浸泡时间过长，且皮肤会遭受机械性摩擦等，容易发生稻田性皮炎。一般在连续下田工作3~5天后发病，初发时手指或脚趾间及周围皮肤肿胀发白，起皱，呈浸渍现象。继之表皮剥脱，露出红色糜烂面。在掌跖部可出现针头至黄豆大蜂窝状点状角质剥脱，并感瘙痒、疼痛。严重者可并发局部感染。

方药 五倍子500g。

用法 将五倍子研为细末，放入白醋4000g中拌匀，在下水田前，涂抹四肢受水浸泡处，使成一黑色保护层。如已患水田性皮炎，涂抹后半天至1天内患处渗出停止，疼痛减轻。

说明 《本草经疏》云:“五倍子,《本经》主齿宣疳，风湿癣及小儿面鼻疳疮者，皆从外治，取其苦能杀虫，酸平能敛浮热，性燥能主风湿、疮痒脓水。”水田性皮炎多因湿毒所致，故用五倍子既可预防又能治疗。

白癜风

菟丝子酊外涂

病证 白癜风是一种常见性多发性色素性皮肤病，以局部或泛发性色素脱失，形成白斑为特征，是一种获得性局限性或泛发性皮肤色素脱失症，中医亦称之为“白驳风”。临床表现为部分色素不均的皮肤，逐渐产生白斑，然后逐渐蔓延。

方药 菟丝子全草。

用法 制成25%的菟丝子酊，以棉签蘸药液涂擦患处，每日2~3次。

说明 临床报道，治疗10例，显著进步5例，进步3例，无效2例。病程长者疗效差，一般须治疗1周以上才可看出效果，1个月后效果比较明显。

补骨脂酊外涂

病证 白癜风。

方药 补骨脂100g。

用法 将补骨脂浸在75%乙醇中，每天摇动1~2次，1周后，以棉签蘸药液涂擦患处，每日2~3次。擦后晒太阳15分钟。患处起泡后，用消毒的毫针刺破放出液体。

说明 注意药液不能误入眼中。临床用此方治愈多例小面积的白癜风，收效颇速。据试验研究，补骨脂的有效成分为补骨脂素。

鹅掌风

糠油搽患处

病证 手癣俗称鹅掌风，是因有害真菌感染手部而出现的皮肤损害。临床症状可分为水疱鳞屑型和角化增厚型。水疱鳞屑型起病多为单例，先从手掌的某一部位开始，特别是掌心，食指及无名指的掌面、侧面及根部，开始为针头大小的水疱，壁厚且发亮，内含清澈的液体，水疱成群聚集或疏散分布，自觉瘙痒；水疱干后脱屑，并逐渐向四周蔓延扩大，形成环形或多环形损害，边缘清楚、病程慢性、持续多年，直到累及全部手掌并传播至手背、指甲甚至对侧手掌。有时水疱可继发感染形成脓疱。角化增厚型多由水疱鳞屑型发展而成，患者有多年病史，常已累及双手，皮损无明显的水疱或环形脱屑，掌面弥漫性发红、增厚，皮纹加深，皮肤粗糙，干而有脱屑，冬季易皲裂，裂口深而有出血，疼痛难忍，影响活动。促使手掌角化增厚的原因除皮肤癣菌感染外，还有长期搔抓、洗烫，肥皂、洗涤剂、各种化学物品、溶剂刺激，以及不适当的治疗等。

方药 糠油。

用法 用大碗一只，以纸糊紧碗口（纸上用针刺若干细孔），上堆细米糠成尖塔状，引火缓缓烧米糠，烧至离纸三分许时（不可将纸烧穿），将糠灰与纸一并除去，碗底留有黑褐色油状物即为糠油。用时搽患处。

说明 《验方新编》云：“（糠油）治鹅掌风生手掌上，紫白斑点迭起，白皮坚硬干燥，甚则迭迭脱皮，血肉外露，或痒或痛，久则成癣。”

疣

醋蛋服食

病证 寻常疣是由人类乳头瘤病毒感染引起的表皮良性赘生物，一般无自觉症状，偶有压痛。皮损为针尖至豌豆大，半圆形或多角形丘疹，表面粗糙，角化明显。触之略硬，呈灰黄、污褐或正常肤色，乳头样增殖，表面多呈花蕊或刺状，好发于手指、手背、甲缘及足部。

方药 醋蛋。

用法 先将7个鸡蛋洗净，入锅内煮或蒸熟，捞起放在冷水中晾15分钟，剥去蛋壳，每个蛋用竹筷刺6~20个孔，再夹成四等份，装入杯内，然后加入食醋50~70ml，拌匀后加盖2~6小时备用。或将7个鸡蛋蒸成蛋类羹，再加醋50~70ml，拌匀后服食。将配好的醋蛋或醋蛋羹空腹一次服用。如因胃纳差，可在当日内分作2~3次空腹服食。

说明 忌用食盐、酱油等调味料拌服或用温开水送服。如服1次未效者，隔1个月再服1次，一般服食1次多可见效。服食1次后，疣损害7~10天开始起变化，日渐缩小，平头以至消失。疣消退时间平均约为14.5天，痊愈病例随访观察1年以上无复发。

薏苡仁、大米熬粥服食

病证 寻常疣。

方药 新收之薏苡仁 100g，大米 100g。

用法 混合煮粥汤，每日 1 次，连续服用至痊愈为止。

说明 患者在服药后至皮疹消失前多数有治疗反应，损害病灶增大变红，炎症增剧；继续坚持服药数日后，损害病灶渐趋干燥脱屑，以至消退。

鸦胆子油外搽

病证 寻常疣。

方药 鸦胆子。

用法 先用小刀将疣体表面轻轻划破（不宜刮得过深损伤周围皮肤），将鸦胆子劈开，直接在患部摩擦，或蘸少量鸦胆子油滴于疣上，每 4~7 天 1 次，10 天为 1 个疗程。涂油后 5~6 小时之内勿用水或毛巾洗擦，以免拭去药油或波及周围皮肤。面部用药须防止进入眼内。再次用药如遇皮损结有痂膜，须先将痂膜轻轻刮除再涂药油。

说明 多数患者用药后皮损及健康皮肤出现红肿、瘙痒及灼热感等炎症表现，继续涂擦，原来发炎之处逐渐变为棕黑色，数日后痂膜脱落，疣即消失。另外，《医学衷中参西录》记载治疣用“鸦胆子去皮，取白仁之成实者，杵为末，以烧酒和涂少许，小作疮即愈”。

针刺支正穴

病证 扁平疣。

取穴 支正穴。支正穴属手太阳小肠经，为手太阳小肠经络穴。在前臂背面尺侧，当阳谷与小海的连线上，腕背横纹上5寸。

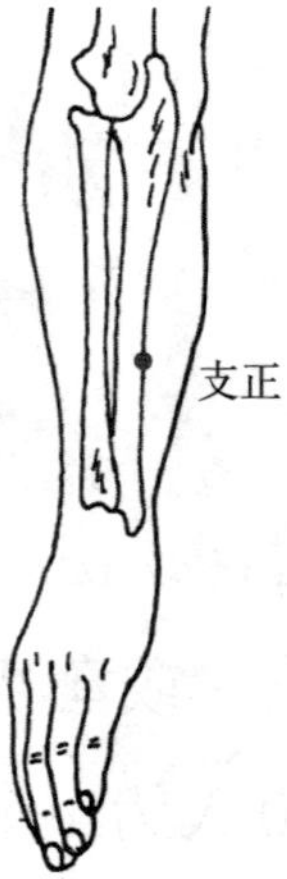

支正穴定位图

操作方法 医者先用大拇指在支正穴上点按一下，常规消毒后，取1.5寸毫针，针尖斜向肘关节方向刺入，深1寸左右，如无明显针感，行捻转、提插手法，直到有强烈的酸、胀得气感为止。留针 30 分钟，每 10 分钟行针 1 次。每日针 1 次，7 次为 1 个疗程。一般治疗 1~3 个疗程即可见效。

说明 扁平疣是发生于皮肤上的小赘生物，表面光滑，如米粒或黄豆大小，呈淡褐色或正常肤色，一般无痛痒。《针灸甲乙经》说："虚则生疣，小者如痂疥，支正主之。"《灵枢·经脉》《外台秘要》《铜人针灸腧穴图经》《针灸大成》等均有支正治疣的记载。安徽中医药大学周楣声教授是全国著名的针灸学家，其针刺支正穴治扁平疣，收效颇验。支正治疣，来自古人之经验，其中奥义，神秘莫测。笔者只知其然而不知其所以然也，敬乞名家示之。

另外，疣之大者，可用一根结实的细线勒住根部，每天拉紧一点，使之失去营养而干枯，久则自落。疣之小者，可根据大小选用单头或多头的火针，烧红点刺疣，使火针的高温刺激直接作用于病灶基底部，疣组织蛋白凝固、炭化、坏死而自行脱落。

火针点刺阿是穴

病证 传染性软疣俗称“水瘊子”，是一种病毒性传染性皮肤病，传染途径主要是直接接触传染，也可自体接种。往往在公共浴池或游泳池传染，成人多通过性传播。儿童和青少年易发。皮损为米粒至豌豆大小的半球形丘疹，中心微凹，表面有蜡样光泽，呈淡红、灰白、珍珠色或正常皮色。软疣顶端中央挑破后可挤出白色乳酪样物质，称为“软疣小体”，是本病的特征性损害。

取穴 阿是穴（散发的软疣小体）。

操作方法 将火针烧红，对准软疣小体一点，即可发出轻轻的爆裂声，疣体瞬间可除。疣体过多时，可分多次进行治疗。也可以在无菌条件下用针挑破传染性软疣的顶端，可见到乳酪样的软疣小体，将之用镊子轻轻夹出。或直接用小镊子夹住疣体将其拔出，而后涂 2%~2.5% 的碘酊，压迫止血即可。数目多者，皮损消毒后，将软疣刺破，涂以 5%~10% 的碘酊，每日 1 次。7 天内软疣可干涸脱落。

说明 此种疗法简单易行，收效迅速，深受患者的欢迎。

鸡眼

水晶膏外敷

病证 鸡眼是局部皮肤长期受到挤压摩擦而出现的增生的角质层，形如圆锥体嵌入皮内，尖顶突入真皮中压迫神经末梢，局部一旦受压或受挤就会引发明显的疼痛。圆锥的底在皮肤表面为一圆形或椭圆形、淡黄色、质硬的斑，边界清楚，一般如黄豆大小。一般长于脚上，形态像鸡的眼睛，按压有疼痛。本病多因穿过紧的鞋子或足骨畸形致使足部皮肤长期受刺激而引起。

方药 水晶膏。

用法 熟石灰末 15g，放入玻璃杯中，再加碳酸钠饱和溶液 100ml，用玻璃棒搅拌数次，待沉淀。撒糯米 3g 于沉淀物上，浸泡 24 小时。先将杯中液体倒出，再将泡涨的糯米倾入一玻璃杯中，用玻璃棒搅烂，即成一稀薄透明的糊状物。每100ml中再加4g石灰末，使其变稠，即成水晶膏。治疗鸡眼时，先将患处消毒，然后用小刀割去角质层，或在患部中心割一小凹，再涂水晶膏。待稍干后，即用胶布贴盖。治瘊子，削去表皮角质层后直接涂药。

说明 水晶膏的主要成分石灰和面碱溶于水后，产生氢氧化钠和碳酸钙。氢氧化钠是一种苛性碱，能溶解角质，故对鸡眼、瘊子等有腐蚀作用，可使之脱落。糯米的主要成分是淀粉，可使配制的药物黏聚成糊状，容易黏着，并能缓和氢氧化钠的腐蚀性。

蜂胶外敷

病证 鸡眼。

方药 蜂胶。

用法 先将患处用热水浸泡，并以刀片削去表层病变组织。然后取一小块比病变范围稍大的小饼状蜂胶紧贴患处，用胶布或净布条数层固定。6~7天后，鸡眼从穴窝中自行脱落。此后还需贴药6~7天，待患处皮肤长好为止。

说明 蜂胶为蜜蜂分泌的黄褐色或黑褐色的黏性物质，开箱时刮取。《东北动物药》谓其“治恶肿瘤和创伤有效”;《江西中草药学》谓其“保护肉芽组织，利于伤口愈合，对皲裂亦有疗效”。

腱鞘囊肿

针刺阿是穴

病证 腱鞘囊肿多发生于关节或肌腱附近，发生原因与局部损伤有关，囊肿局部隆起，可伴有酸痛乏力，多见于腕关节背面、足背、膝的内外侧，腘窝内亦可发生。触诊呈饱满感，可有波动。

取穴 阿是穴（腱鞘囊肿所发部位的顶端）。

操作方法 局部常规消毒后将粗针（或火针）从囊肿最高点刺入，刺破肿囊后出针。从囊肿四周向顶部挤压，会有胶状黏液从针孔流出。挤净黏液，囊肿即消。如囊肿再度出现，可以再刺。

说明 治疗时，务必挤出黏液才能见效。如果挤不出黏液，则疗效较差。针后还可加压包扎囊肿局部 2~3 天，以防复发。笔者曾治一 50 岁的男子。其足背部生一蛋黄大的囊肿，自述已经发病一二十年，不痛不痒，只是穿鞋袜时感觉不方便，亦影响美观，触之有波动感。以此法治之，亦收效。

皮肤瘙痒

针刺血海穴

病证 老年皮肤瘙痒症常系血虚、血瘀、血燥所致，多表现为全身瘙痒。局部瘙痒以背部和面颊为多见。

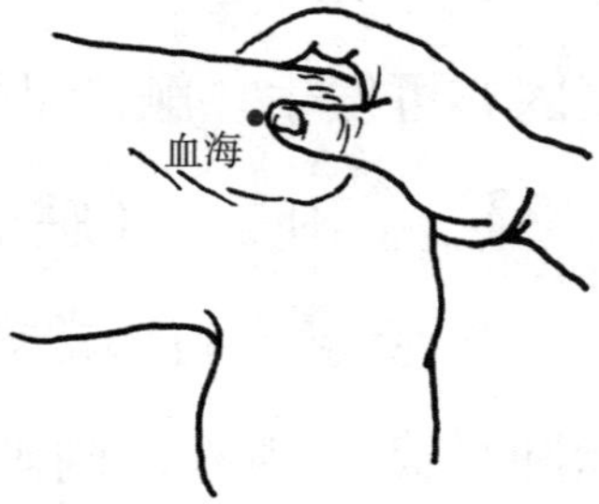

血海

取穴 血海穴。血海属足太阴脾经。屈膝，在大腿内侧，髌底内侧端上 2 寸。

操作方法 患者仰卧位。取双侧血海穴，用 2~2.5 寸毫针直刺 1~1.5 寸，针感向下或向上传导，有明显的酸麻胀感。用补法，得气后，留针 20~30 分钟，每隔 10 分钟运针 1 次。每日治疗 1 次，5 次为 1 个疗程。

说明 血海为足太阴脾经穴，具有滋阴润燥、养血活血、清热凉血的作用，故《针灸学》教材说："主治月经不调、功能性子宫出血、荨麻疹、皮肤瘙痒症、神经性皮炎、贫血等。"针之，血虚得养，血瘀得化，血燥得润，此固本之举，本固标症自除，瘙痒自消。配三阴交可提高疗效。另外，应嘱患者多食清补之食物，少食肥甘厚味及辛辣之品。

体表炎症

鸡蛋清外敷

病证 体表炎症。主要表现为红肿热痛。

方药 鸡蛋清。

用法 将新鲜无菌鸡蛋外壳洗净，涂以碘酊或乙醇消毒，用无菌钳子击破蛋壳，再取消毒注射器抽出蛋清10ml，注入冷却的消毒生理盐水100ml中，用力振荡5分钟即成。用时先将病灶周围皮肤用75%乙醇揩拭清洁，再用干燥消毒的脱脂棉吸净创面的脓液与分泌物，然后以浸透10%蛋清液的稍大于创面的细纱布2~3层覆盖创面。持续添加蛋清液，使纱布湿润。纱布应每天更换2~3次，以保持创口清洁。2~3日后创面脓液消失，肉芽组织丰满，逐渐痊愈。

说明 局部敷蛋清对早期疖肿、外伤性肿胀和严重的注射反应有止痛、消炎、防止化脓的作用，对已开始化脓炎症也有控制症状扩展的作用，可促使炎症局限化。临床报道，鸡蛋清对一般化脓性炎症有显著疗效，对结膜炎、中耳炎、肠炎也有一定的疗效，对急性渗出性皮炎与化脓性创伤的效果最优，其作用机制是含有一种能使细菌溶解的酵素，可促使细胞分解。

瘘管

赤链蛇粉外用

病证 结核性瘘管。

方药 赤链蛇1条。

用法 将蛇打死后置于瓦片上，以松柴烈火火烧枯，研为细末，过筛备用。按瘘管口径大小，用纸捻蘸赤链蛇粉末插入瘘管中；瘘管大时，用纸捻或纱布条贴药少许送入；治疗溃疡面，可将赤链蛇末薄薄撒于布上，包扎患处。每隔2日换药1次，亦可酌情减次数。

说明 赤链蛇性凶暴，但无毒，捕得后可烧存性，研末备用。临床报道，治疗80余例慢性结核性瘘管患者，均获愈，仅有2例复发。治疗期间未发现副作用。

白及粉外敷

病证 结核性瘘管。

方药 白及粉

用法 局部外敷，根据分泌物多少，每日或隔日敷药1次，分泌物减少可改为每周1次或2次。通常敷药15次左右即愈。药粉须送入瘘管深部并塞满。如瘘管口狭小，可先行扩创，消除腐败物。

说明 临床报道，治疗10例肺结核并发结核性瘘管患者，经敷药12~30次均治愈。其愈合后瘢痕无特别隆起，且未见复发。实践证明，白及外敷具有吸收与排出局部分泌物、恢复和增强机体功能、促进肉芽组织新生、清洁伤口、加速愈合等作用。

颈淋巴结核

蜈蚣、鸡蛋炒熟服

病证 颈淋巴结核属中医学“瘰疬”范畴，多见于儿童和青年。颈单侧或双侧可有多个大小不等的肿大淋巴结。初期结硬无痛，可推动；病变发展，因淋巴结周围炎皮肤和周围组织发生粘连，各个淋巴结也互相粘连，融合成团；晚期淋巴结发生干酪样坏死、液化，形成寒性脓肿；破溃后可流出豆渣样或米汤样脓液，最后形成经久不愈的窦道或慢性溃疡。病变为原发性，或继发于肺、腹腔等处的结核病灶。少部分患者有低热、盗汗、食欲不振、消瘦等全身症状。

方药 蜈蚣 2 条，鸡蛋 2 个，麻油 30g。

用法 先将蜈蚣研成细面，再将鸡蛋打入碗中，放入蜈蚣细面搅匀。用铁锅加麻油炒熟，食之。每天 1~2 次，1 个月为一疗程。一般服 1 个疗程即可痊愈。

说明 蜈蚣能攻毒散结，对结核杆菌有抑制作用。配合麻油、鸡蛋，意在滋补强壮，扶助正气。一攻一补，使攻邪而正气无伤，可促进结核之消散。治疗期间，宜增加营养，忌服辛辣刺激之品，保持心情舒畅并休息充分。此方还可以用以治疗不同类型的结核病，如结核性胸膜炎、结核性肋膜炎、肺结核、散发性结核、肋骨结核、乳腺结核等。

猫爪草内服

病证 颈淋巴结核。

方药 猫爪草。

用法 猫爪草150g，加水500ml，文火煎半小时，临睡前冲黄酒100~200g，每日1剂。以3日为1个疗程，间隔3~5天再服下1个疗程。间隔期体质衰弱者可服八珍汤，有溃疡或瘘管者服益气养荣汤，连服2~3剂。亦可外敷。将无菌纱条浸入10%猫爪草提取液中，用于坏死组织或干酪样物质较多的溃疡创面或瘘管；30%猫爪草软膏用于有混合感染或已形成溃疡的患处；或制成猫爪草凡士林纱布条，作引流或填塞瘘管之用。

说明 《本草推陈》说猫爪草“外用为皮肤刺激药，治瘰疬、关节炎、关节结核、骨结核、支气管喘息及一切阴疽肿毒未溃者”。该药有软坚散结、清热解毒的作用。临床报道，以内服猫爪煎剂（或酊剂）为主，辅以补气养血中药，结合外科切开引流、搔刮手术，局部敷用各种猫爪草制剂，治疗单纯型、混合感染型、溃疡型、瘘管型颈淋巴结结核180例，治愈134例，显效32例，好转14例。治疗过程中未发现不良反应。

蜈蚣内服

病证 颈淋巴结核。

方药 蜈蚣2条。

用法 水煎分3次服，每日1剂。一般30~40天即可治愈。

说明 《医学衷中参西录》云：“蜈蚣走窜之力最速，内而脏腑，外而经络，凡气血凝聚之处皆能开之。性有微毒，而转善解毒，凡一切疮疡诸毒皆能消之。”故治颌下淋巴结炎有效。

蛇蜕膏外敷

病证 颈淋巴结结核。

方药 蜜蜂21个，蛇蜕2.5g，蜈蚣2条，香油200g。

用法 前三味入香油，用文武火炸干，捞去渣，入淀粉100g。用如筷子粗细的桑枝7条，急搅候冷，出火毒七日夜，用纸摊贴患处。

说明 此方名曰蛇蜕膏，出自《医宗金鉴》，专治瘰疬溃后，久不收口。方中蜜蜂、蛇蜕、蜈蚣均有解毒、杀虫作用，能“拔脓消肿”（《玉楸药解》），治“漏疮肿毒”（《本草纲目》），用之有卓效。

夏枯草膏贴敷

病证 颈淋巴结核。

方药 夏枯草。

用法 夏至前采鲜夏枯草，用水洗净，以黄泔水

（压豆腐流下的水）浸泡一昼夜，然后煎熬成浓汁，去渣后再煎收膏，用瓷瓶储存备用。上覆以醋，以免泄气变质。使用时，取布一块，将药膏加醋调匀，平摊于布上，贴于患处，3 日换药 1 次。

说明 本方为南京中医药大学孟澍江教授的家传验方。用于颈项、下颌、四肢及背部之大小不一、多少不等、无红无热、不硬不痛、推之可移的痰核，以及乳房及皮里膜外形如果核、坚而不痛的乳中结核，效果颇丰。

腮腺炎

蒲公英加白糖煎汤内服

病证 腮腺炎是由腮腺炎病毒侵犯腮腺引起的急性呼吸道传染病，腮腺炎患者和健康带病毒者是主要传染源，飞沫传播是主要传播途径。一般人接触腮腺炎患者后 2~3 周发病。腮腺炎主要表现为一侧或两侧耳垂下肿大。肿大的腮腺常呈半球形，以耳垂为中心，边缘不清，表面发热，张口或咀嚼时局部疼痛。腮腺肿胀在发病 1~3 天最明显，之后逐渐消退，约 2 周肿胀完全退尽。在发病初期的 3~5 天，可有发热、乏力、食欲不振等全身症状。越早治疗预后越好。

方药 鲜蒲公英（婆婆丁）30~60g，白糖 30g。

用法 加水 300~400ml，煎煮后过滤取汁，早晚分服，每天 1 剂。连服 3~5 剂。

说明 腮腺炎，中医称为“痄腮”，由风热疫毒侵袭而引起。病邪从口鼻而入，结于腮颊所致。《本草正义》说：“蒲公英，其性清凉，治一切疔疮、痈疽、红肿热毒之症，可服可敷，颇有应验。”《本草衍义补遗》说：“解食毒，散滞气，化热毒，消恶肿、结核、疔肿。”服之，有清热解毒之功，故治腮腺炎颇效。

马铃薯以醋磨汁外搽

病证 腮腺炎。

方药 马铃薯 1 个。

用法 以醋磨汁，搽患处，干了再搽，不要间断。

说明 《中药大辞典》载马铃薯“补气，健脾，治腮腺炎、烫伤”。马铃薯为寻常之菜蔬，生用有消炎、消肿的作用；醋有散瘀解毒之功。二药合用，能祛热毒、破壅结，故外用治疗腮腺炎有良效。

下肢溃疡

大黄甘草粉外敷

病证 臁疮是指发生于小腿下 1/3 胫骨两旁（臁部）肌肤之间的慢性溃疡。因患病后长年不敛，愈后每易复发而被称“老烂脚”，即西医学的小腿慢性溃疡。局部常有破损或湿疹等病史。证见局部初起痒痛红肿，破流脓水，甚则腐烂，皮肉灰暗，久不收口。

方药 生大黄 15~21g，甘草 3~5g。

用法 将大黄研极细末，另取甘草捶碎，去净纤维，取细粉，共搅匀。先用温开水洗净疮面，揩干后均匀撒布药粉，再用千张豆皮（为豆浆煮沸后表面形成的皮膜，以纯黄豆制成，薄而韧者为良）覆盖包好。如有渗出液外流，可听其自然，第2天再洗，每日换药1次。轻者换药3~5次，重者8~9次，即可新生肉芽。此时不可再洗，药粉可少用或不用，但千张豆皮必须每日更换1次。当结痂牢固时会发生痒感，不可揭去痂盖，隔5~7日或7日以上，痂盖自然脱落。

说明 大黄有抑菌作用，善治痈疡肿毒、各种疮疖；甘草有抗炎及抗变态反应的作用，对皮下肉芽囊性炎症有抑制作用。二药合用，消炎解毒，排脓去腐，生肌长肉，故治臁疮有效。

蛋黄油外敷

病证 臁疮。

方药 蛋黄油。

用法 取鸡蛋10枚，煮熟去白，将蛋黄放于小铁锅中用文火炒至油出，挑出蛋黄并投入数小块纱布炒拌均匀备用。清创后，用鸡蛋油纱布敷贴创面并包扎，每日1次（开始几天尚可用炒焦的蛋黄末适量与油纱布共敷之）。治疗期间抬高患肢，换药前用红外线照射15分钟。

说明 蛋黄油祛腐生肌作用甚强，《备急千金要方》载："鸡卵一枚，米下蒸半日，取出黄，熬令黑，先拭疮上汁令干，以药纳疮孔中""治鼠瘘"。

牛蹄甲灰和桐油外敷

病证 臁疮。

方药 牛蹄甲（或驴蹄甲）。

用法 烧灰，桐油和敷。

说明 此方《集验良方》《海上方》等书均载之。《海上方》云："里外臁疮久不痊，令人行动痛如煎，如君会取牛蹄甲，油拌烧灰敷患边。"臁疮又名裙边疮、老烂腿，是因湿热下注、经络瘀滞、肌肤失养所致，主要表现为两臁肿胀变硬，疮口下陷，不易敛口，经年不愈。牛蹄甲有消炎解毒之功、去腐生肌之效，故可治之。

枯矾液外敷

病证 臁疮。

方药 白矾粉或白矾液。

用法 将白矾粉10~13g投入无菌注射用水或生理盐水100ml，取澄清液即成。治疗前用双氧水或生理盐清洗溃疡面，然后将枯矾粉均匀地撒布于创口，再敷以盐水纱布，每天1次，直至痊愈。若创面较新，分泌物较少，属浅表性损害，疼痛较甚者，可用枯矾液纱布2~4层湿敷。

说明 枯矾有抗菌作用,《医方集解》以之“治一切疮痈恶毒”;《卫生宝鉴》以之“治疗肿恶疮”。用之治疗下肢溃疡、外伤浅表感染引起的溃疡均有佳效。

蚯蚓外敷

病证 臁疮。

方药 蚯蚓。

用法 将蚯蚓置于清水中吐净泥土，取出用纱布吸净表面水分，投入清洁容器内，加适量白糖（蚯蚓 2 份，白糖 1 份）。静置 1~2 小时后去蚯蚓，将所得液体过滤，不必消毒。平时需保存于冰箱或阴凉处，时久则变质不可用。临用时以 2~3 层适当大小的纱布块浸湿蚯蚓糖浆，敷于患处，外加油纸包扎。每日用滴管将蚯蚓糖浆直接滴于纱布上数次，以使其保持湿润，隔数日换布 1 次。

说明 《会约医镜》云蚯蚓“治跌打损伤，痘疮紫黑”;《本草纲目》云其治“痄腮，疮疡”。

陈石灰外敷

病证 臁疮。

方药 陈石灰。

用法 去浮垢后研成细末，撒布创面。用时先将创面清洗干净，上药后再用硝酸油膏敷料外贴。如创口湿水淋漓，单用药粉即可。

说明 《神农本草经》谓陈石灰“主疽疡疥瘙，热气恶疮，癞疾死肌堕眉，杀痔虫，去黑子息肉。”

《日华子本草》谓其能“生肌长肉，止血”。故治下肢溃疡有效。对久不收口的外伤及破溃的冻伤、烫伤等亦有疗效。

人乳桐油外敷

病证 臁疮。

方药 人乳、桐油各等份。

用法 和匀，以鹅翎扫涂。

说明 此方简便易行，疗效甚佳。其中人乳补血润燥，桐油善治恶疮，二药相合，其效更彰。《本草纲目》云桐油“涂胫疮、汤火伤疮”;《日华子本草》云其“敷恶疮疥及宣水肿”。因其有毒，故忌内服。

臭疮

鸡子黄、黄醋煎油外涂

病证 脚上臭疮类似于血栓闭塞性脉管炎，多发于趾端，出现坏死时有腐臭味。

方药 熟鸡子黄 1 个，黄醋 3g。

用法 煎油涂之。

说明 鸡子黄有消炎去腐、敛疮生肌之作用，故可治之。《备急千金要方》载“鸡卵一枚，米下蒸半日，取出黄，熬令黑，先拭疮上汁令干，以药纳疮孔中”，治鼠瘘（淋巴结核溃烂）。《太平圣惠方》用鸡子黄与白僵蚕相合，“治热毒疮瘥后瘢痕不灭”。“其治呕逆诸疮，则取其除热引虫而已”（《本草纲目》）。

骨髓炎

蜣螂末吹疮孔

病证 骨髓炎。

方药 蜣螂 3g，干姜 1.5g。

用法 共为末，吹疮孔内，死骨不痛自出。

说明 蜣螂“深目高鼻，状如羌胡，背负黑甲，状如武士，故有蜣螂（羌郎），将军之称”，“治大小便不通……一切痔漏疔肿、附骨疽疮、疬疡风、灸疮出血不止”(《本草纲目》)。附骨疽多发于10岁左右的男孩，病位以下肢长骨为多。患肢疼痛彻骨，漫肿拒按，约一月成脓溃破，脓先稠后稀，疮口难敛，间出朽骨。用蜣螂研末治之，有较好的疗效。

妇科疾病

痛经

针刺中冲穴

病证 痛经是指妇女在行经前后或经期小腹及腰部疼痛，甚则剧痛难忍，并随月经周期而发作的病证。其病机是冲任瘀阻或寒凝经脉，气血运行不畅，胞宫气血流行受阻，“不通则痛”。

取穴 中冲穴。中冲属手厥阴心包经，为手厥阴心包经井穴。在手中指末节尖端中央。

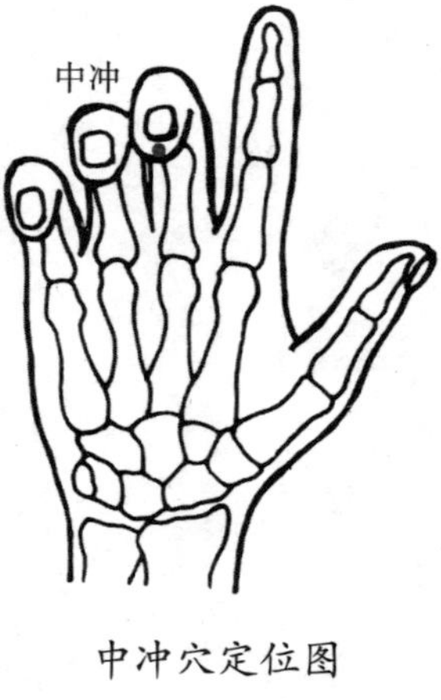

中冲穴定位图

操作方法 穴位常规消毒，将0.5寸毫针刺入中冲穴0.1寸，行泻法，不留针。每日针刺1次，3次为1个疗程。在月经前1~2天或经期疼痛发作时治疗，连续治疗2~3个月经周期。

说明 心主血脉，中冲穴为手厥阴心包经井穴，该经脉气与手少阳三焦经相接，针之能行气活血，使气血流通，疼痛自止。临床用于治疗痛经一症，效果极佳。特别是对一些疼痛较剧的患者，疗效更好。

倒经

韭菜汁童便冲服

病证 倒经是月经期在子宫以外部位如鼻、胃、肠、肺、乳腺等部位发生出血，亦称代偿性月经、周期性子宫外出血。此时，月经量少，甚至无月经，鼻衄或吐血量可多可少。常伴有全身不适、精神不畅、烦躁不安、下腹部胀痛等症状。倒经多因阴虚血热、冲气上逆、经血妄行所致。

方药 韭菜汁 60ml，童便 60ml。

用法 开水冲服。

说明 韭菜汁辛温，下气止血；童便咸寒，降逆止血。二药合用，可使冲气降，血归经，吐衄止。

药味虽简，效验甚奇，屡试屡验之方也。

行经水肿

针刺复溜穴

病证 经行水肿是经行前后或经期出现的以面目及四肢浮肿为主症的病候，属西医经前期紧张综合征范畴。中医认为，水肿之症多由脾肾气虚而来，脾虚则土不制水而反克，肾虚则水无所主而妄行。脾为气血生化之源，若禀赋素虚，加之经期经血下注，脾肾亦虚，水湿无以运化，则泛溢为肿。

取穴 复溜穴。复溜为足少阴肾经经穴，在小腿内侧，太溪直上 2 寸，跟腱的前方。

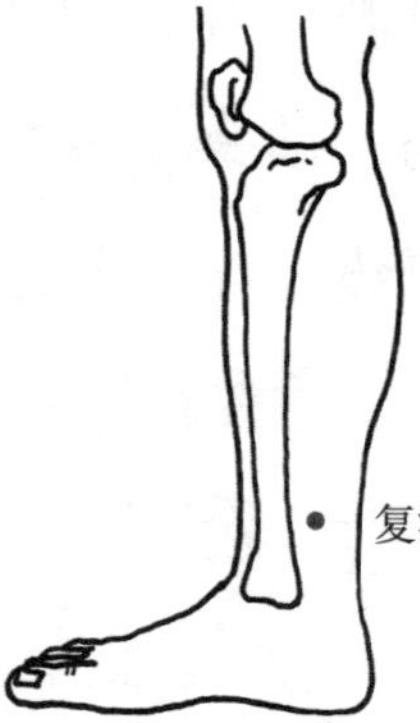

复溜穴定位图

操作方法 患者取仰卧位。局部常规消毒，用 1.5 寸毫针垂直刺入穴位 1 寸许，得气后，上提至皮下，然后再次插入，使针尖指向膝关节方向（即与足少阴肾经循行方向一致）。留针半小时，留针期间行针2次。于月经前8~10天开始治疗，连续针刺5~7次，经行停止治疗，一般需治疗3个月经周期。

说明 复溜的本义就是通调水道，恢复水液正常流动。《灵光赋》说："复溜治肿如神医。"《杂病穴法歌》说："水肿水分与复溜。"《类经图翼》中也说其治"四肢肿，十种水病"。足以证明复溜穴在治疗水肿方面有特殊功效。验之于临床，功效肯定，值得借鉴。

崩漏

乌贼骨墨囊粉内服

病证 崩漏是指妇女非周期性子宫出血。发病急骤，暴下如注，大量出血者为"崩"；病势缓，出血量少，淋漓不绝者为"漏"。崩与漏虽出血情况不同，但在发病过程中两者常互相转化，如崩血量渐少，可能转化为漏，漏势发展又可能变为崩，故临床多以崩漏并称。青春期和更年期妇女多见。

方药 新鲜乌贼鱼之墨囊。

用法 烘干，研细末，装入0号胶囊。每次服5粒，每日服2次，10天为1个疗程。

说明 乌贼鱼之骨名曰海螵蛸，“止妇人漏血”（《药性论》）；“疗血崩”（《日华子本草》），其墨囊尤长于止血，故治崩漏颇佳。

高粱根红糖水煎服

病证 崩漏。

方药 陈高粱根7个，红糖25g。

用法 水煎服，每日1剂。

说明 高粱根，《贵州草药》云其“清热利湿，消肿止痛，安神定志”。《中药大辞典》云其“治咳嗽喘满，胃气疼痛，血崩定后出血”。笔者曾治一功能性子宫出血患者，用胶艾四物汤、安冲汤、老妇血崩汤等止血方不效，嘱服高粱根，不过数剂，竟霍然而愈，且未复发。寻常之品有此奇效，足可珍之。

香白芷粉用鸡冠花液冲服

病证 崩漏。

方药 香白芷 10g，鸡冠花 30g。

用法 先将上药用水浸泡 30 分钟，再煎煮 30 分钟，每剂煎 2 次。将 2 次煎出的药液混合，每日 1 剂。再把白芷研为细末，分 2 份，早晚饭后随药水冲服。

说明 上方系河北省高濯风医师自拟经验方。鸡冠花止九窍失血，治崩漏带淋；白芷止心腹痛，漏下赤白。白芷性温，伍甘凉之鸡冠花，成寒温并用之剂，利用其各具独特之效而制此方，止崩甚效。

闭经

水蛭粉冲服

病证 闭经是指从未有过月经或月经周期已建立

后又停止的现象。年过16岁，第二性征已经发育，尚未来经者；或年龄超过14岁，第二性征没有发育者，称原发性闭经。月经已来潮又停止6个月或3个周期者称继发闭经。

方药 水蛭。

用法 研成细粉，每次服5g，日服2次。

说明 水蛭是一味活血化瘀之良药，破瘀血而不伤新血，专入血分而无损气分，名医张锡纯在《医学衷中参西录》说："且服后腹不觉痛，并不觉开破，而瘀血默消于无形，真良药也""虽数年瘀血坚结，一月可尽消"。今多用于治疗继发性闭经。

牡鼠粪烧灰温酒调服

病证 闭经。

方药 牡鼠粪（两头尖者是）。

用法 烧灰温酒调服，每次服5g，日服2次。

说明 《备急千金要方》中记载："用牡鼠屎一两，空心温酒服二钱，治室女经闭。"《本草纲目》谓其"通女子月经，下死胎"。可见此药有活血化瘀、软坚通经之功。《海上方》说："妇人月水不能通，鼠粪烧火立见功。热酒调时逢扁鹊，只消一付显神通。"

白带异常

马齿苋汁微温顿饮

病证 白带异常是指白带分泌量增多或性状异常。在正常情况下，阴道和外阴有少量分泌物以保持湿润，称之为白带。白带由阴道黏膜渗出物、宫颈腺体及子宫内膜分泌物组成，且含阴道上皮脱落细胞、白细胞，呈白色稀糊状或蛋清样，高度黏稠，无腥臭味，量少，对妇女健康无不良影响，也称为生理性白带。妇女阴道内流出白色如涕如唾之黏液，伴全身或局部症状者，称为病理性白带，多属体虚或痰湿所致。

方药 鲜马齿苋汁三大盒，鸡蛋清 2 枚。

用法 微温顿饮之，不过再服即愈。

说明 本方出自《集验良方》。马齿苋嫩苗，乡里人以之为菜蔬，炊熟蘸蒜酱食用，味甚美，且能清湿热，有预防痢疾、肠炎之功效。其汁有兴奋子宫的作用，治疗湿热所致之白带，效果甚佳。

妊娠恶阻

伏龙肝煎水服

病证 妊娠后出现恶心呕吐，厌食或食入即吐者，称为“恶阻”。本病多发生于妊娠早期，一般妊娠 3 个月后逐渐消失，相当于西医学的妊娠剧吐，主要病机是冲脉之气上逆，胃失和降。

方药 伏龙肝（灶心黄土，需烧柴草者，烧煤者断不可用）50~200g，生姜 3 片。

用法 水煎，澄清服。每日 1 剂，2 次分服。

说明 伏龙肝味辛性温，功能温中燥湿、止呕止血。《本草便读》云：“其功专入脾胃，有扶阳退阴、散结除邪之意。”生姜止呕、开痰、下气、和中。

《食医心鉴》即用生姜治疗呕吐百药不瘥者。“孙真人云，姜为呕家圣药，盖辛以散之，呕乃气逆不散，此药行阳而散气也”（李杲）。二药用于妊娠恶阻，恶闻食气，食入即吐，有较好的疗效。

胎漏

赤小豆芽末冲服

病证 胎漏，亦称漏胎、胞漏、漏胞、漱经。多因孕后气血虚弱，或肾虚血热等因素导致冲任不固，不能摄血养胎，症见阴道不时下血，量少或按月来血，并无腰酸腹痛或小腹下坠等症。气虚者，兼见精神萎靡，少气懒言；血虚者，兼见面色萎黄，神疲乏力；肾虚者，兼见头晕耳鸣，尿频；血热者，兼见口干咽燥，心烦不宁。

方药 赤小豆芽。

用法 赤小豆湿地种之，令生芽，晒干研末，过筛备用。每次服 3~9g，1 日 3 次，得效便停。

说明 妊娠数月，月犹经水时时来者，名曰胞漏；若因房室劳伤而下血，名曰伤胎，均可用此方治之。《小品方》名曰小豆散。赤小豆善于利水，兼能止血。《肘后备急方》以之治肠痔大便下血，《梅师集验方》以之治热毒下血，其止血之功可知矣。

习惯性流产

菟丝子丸内服

病证 凡妊娠不足 20 周，胎儿体重不足 500g 而妊娠中止者，称流产。习惯性流产是指连续发生 3 次以上流产者。临床症状以阴道出血、阵发性腹痛为主。

方药 菟丝子。

用法 压粉，炼蜜为丸，每丸 6g，每服 1 丸，日服 2~3 次。

说明 《医学衷中参西录》说："流产为妇人恒有之病，而方书所载保胎之方，未有用之必效者。诚以保胎之药，当注重于肾，以变化胎之性情气质，使之善吸其母子之气化以自养，自无流产之虞。”故用以菟丝子为君的寿胎丸治之，每获卓效。菟丝子蔓延于草木之上，善吸他物之气以自养，大能补肾，“主续绝伤，补不足，益气力，肥健人”(《神农本草经》)，服后脾、胃、肾三经俱实，固摄有权，胎自安矣。

胎位不正

艾条灸至阴穴

病证 胎位不正又称异常胎位，臀位妊娠是最常见者。易使胎儿发生脐带脱垂，宫内发育迟缓。孕妇在妊娠期易出现早产、早破水，分娩时产伤，产儿死亡率、患病率均较高，对母婴预后影响较大，因此被视为高危。

取穴 至阴穴。至阴属足太阳膀胱经，为足太阳膀胱经井穴。在足小趾外侧，去爪甲旁约 0.1 寸处。

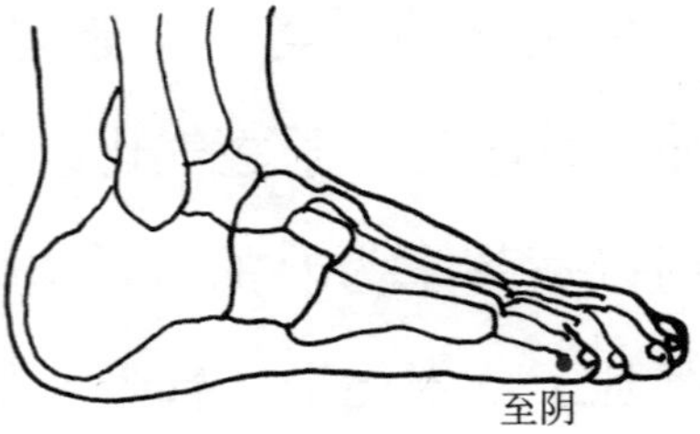

至阴穴定位图

操作方法 孕妇取仰卧位或坐位，双膝屈曲，使腹壁保持松弛。点燃艾条悬灸双侧至阴穴，各灸15分钟，艾条与皮肤间距2~3cm，温度以使皮肤潮红而不起泡为度，灸毕行膝胸卧位10~20分钟，每日2次。

说明 至阴穴为足太阳膀胱经之井穴，膀胱与肾互为表里，胎儿为肾气所养，温灸至阴穴可调理足少阴之气，纠正胎位。膝胸卧位法可使胎头与胎背所形成的弧面顺着宫底弧面滑动，有利于胎位旋转。但妊娠中晚期孕妇腹部负担较重，长时间坚持膝胸卧位较困难，动作的准确性不易掌握，且疗程长，孕妇常因体力不支而中断治疗。艾灸至阴穴与膝胸卧位法联合使用，可缩短疗程，提高疗效。

产后腹痛

生山楂加红糖煎服

病证 产后腹痛包括腹痛和小腹痛，以小腹部疼痛最为常见。大多由于血瘀、气血虚或感受风寒所致。以产后瘀血凝滞为主症的名“儿枕痛”，产妇小腹部可摸到硬块，有明显压痛，常兼见恶露不畅或不下，胸腹胀满，脉多弦涩有力，有偏寒、偏热的不同。气血虚的每易外感风寒，多见腹痛喜热按，往往摸不到硬块，头昏目眩，体倦畏冷，甚则心悸、气短，舌质淡，脉虚细或弦涩。如夹瘀血，则少腹硬痛，舌质多紫黯；兼气滞的则有胸闷腹胀、大便溏薄等症。

方药 生山渣 30g。

用法 煎汁去渣，和入红糖调服。

说明 山楂有收缩子宫的作用，能促使瘀血排出。瘀血散，经络通，腹痛可止。《医学衷中参西录》说：“山楂若以甘药佐之，化瘀血而不伤新血，开郁气而不伤正气，其性尤和平也。”方中和入红糖服，即此道理。

产后出血

椿根白皮水煎服

病证 胎儿娩出后24小时内阴道流血量超过500ml者，称为产后出血。产后出血包括胎儿娩出后至胎盘娩出前、胎盘娩出至产后2小时及产后2小时至24小时3个时期，多发生在前两期。

方药 椿根白皮6~15g。

用法 水煎服，每日1剂，2次分服。

说明 孟诜云（椿白皮）“疗女子血崩及产后出血不止，月信来多，亦止赤带下”，“皆取其苦能燥湿，寒能除热，涩能收敛之功耳”(《本草经疏》)。其性凉而能涩血，故《分类草药性》以之“治下血，吐血”，《广西中草药新医疗法处方集》以之合金银花藤“治胃溃疡出血”。能燥湿除热，故还可用于治久泻不止、久痢赤白、肠风便血、崩漏带下、小便赤数。

产后缺乳

生南瓜子仁内服

病证 产后乳汁少或完全无乳称为缺乳。乳汁的分泌与乳母的精神、情绪、营养状况、劳逸都有关系。任何精神上的刺激，如忧虑、惊恐、烦恼、悲伤，都会使乳汁分泌减少。乳汁过少可能是乳腺发育较差，产后出血过多或情绪欠佳，或因乳汁不能畅流等因素导致的。感染、腹泻、便溏等也可使乳汁缺少。

方药 生南瓜子。

用法 每次用15~18g，去壳取仁，捣成泥状，加开水适量和服（亦可加入少许豆油或食糖搅拌），早晚空腹各服1次。一般连服3~5天即可见效。

说明 临床报道，瓜子仁炒熟吃或煮粥吃则无通乳之功，用时应特别注意。《民间常用草药汇编》谓云南瓜根亦有通乳之功效，可试用之。

胎盘粉内服

病证 产后缺乳。

方药 紫河车（胎盘）粉。

用法 每次 0.5~1g，每日 3 次。给药时间一般从产后第 3 天开始。

说明 因产妇血气不足所致者，此方最妙。因为“人胞乃补阴阳两虚之药，有返本还原之功”（《本草经疏》），盖以血肉之属为血肉之补，同气相求也。乳汁乃气血所化，气血充足，乳自旺盛。

赤小豆汁内服

病证 产后缺乳。

方药 赤小豆 100g。

用法 煮汁饮。

说明 产后无乳多因气血不足或气血瘀滞所致，

赤小豆有“清热和血，利水通经，宽肠理气”（《本草再新》）之功，《药性论》谓其“通气，健脾胃”，《日华子本草》谓其“补血脉”，《本草纲目》谓其“辟温疫，下胞衣，增乳汁”。产后妇人宜服之，大有裨益。

虾米肉加黄酒热服

病证 产后缺乳。

方药 虾米 500g。

用法 鲜虾米取净肉捣烂，黄酒热服，少时乳至，再用猪蹄汤饮之，一日几次，其乳如泉。

说明 此方原名虾米酒，谓“治无乳及乳病”。《本草纲目》亦谓：“虾米作羹，治鳖瘕，托痘疮，下乳汁，法制壮阳道，煮汁吐风痰，捣膏敷虫疽。”现代药理实验表明，于犬静脉注射青虾肉提取物，可使淋巴中蛋白浓度升高，凝固性下降，胸导管淋巴流量显著增加，血浆中出现磷酸腺苷类（ATP）。虾米通乳，可能与此种机制有关。

母猪蹄汁饮服

病证 产后缺乳。

方药 母猪蹄 1 具。

用法 用水煮熟，饮汁服。每天服 2 次。

说明 《本草图经》谓猪蹄“行妇人乳脉，滑肌肤，去寒热”。《随息居饮食》谓之“填肾精而健腰脚，滋胃液以滑皮肤，长肌肉可愈漏疡，助血脉能充乳汁，较肉尤补”。

漏乳

针刺足临泣穴

病证 漏乳是指产后未经婴儿吸吮乳汁自出的症状。

取穴 足临泣穴。足临泣属足少阳胆经，为足少阳经、带脉之会。在足背外侧，当第 4 趾本节的后方，小趾伸肌腱外侧凹陷处。

操作方法 患者仰卧位。常规消毒后用1寸毫针刺双侧足临泣，直刺0.5寸，轻轻捻转提插，留针30分钟，每10分钟行针1次。每2天针1次，5次为1个疗程。疗程间休息1~2天。一般需要针刺1~2个疗程。

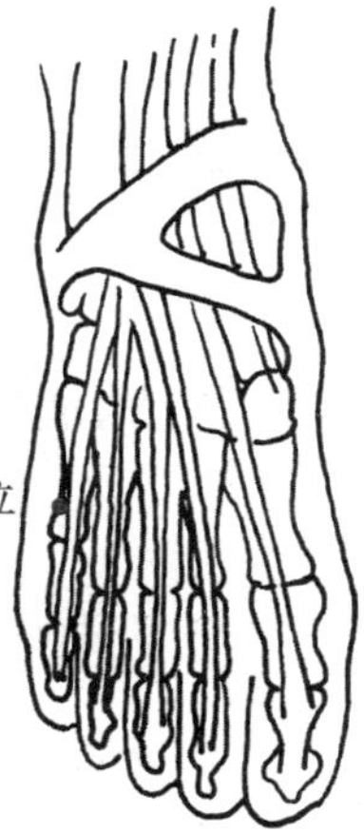

足临泣穴定位图

说明 漏乳多因肝郁脾虚，冲任失调，固摄无权所致。治宜疏肝健脾，补益气血，调理冲任。足临泣是足少阳胆经的穴位，肝胆相表里，针取足临泣可疏泄肝胆，肝气条达，乳汁自安。足临泣是八脉交会穴之一，通于带脉。妇女的经、孕、产、乳与冲、任、督关系密切，而带脉“起于季肋，回身一周”，约束全身纵行的经脉。带脉出自督脉，行于腰腹。腰腹是冲、任、督脉气所发之处，带脉与冲、任、督的关系极为密切，故亦能影响乳汁的分泌。针刺足临泣能调节冲、任、带功能，补益气血，而奏固摄敛乳之效。

回乳

花椒红糖顿服

病证 断奶后回乳。

方药 花椒 6~15g。

用法 用水 400~500ml，浸泡后煎煮浓缩成 250ml，然后加入红糖（白糖效果不佳）50~100g，于断奶当天 1 次服下。日服 1 次，约 1~3 次即可回乳。

说明 临床报道，大多数哺乳期女性服药后 6 小时乳汁即显著减少，第 2 天乳肿胀消失或胀痛缓解。

乳痈

黄明胶浓醋化汁外涂

病证 乳痈即急性乳腺炎。多因肝气郁滞，胃热壅塞，乳汁淤积，兼感风寒之邪结聚而发。初起者，证见乳房部出现大小不等之硬结，始觉胀痛，乳汁吮吸不畅而郁滞；渐感全身恶寒发热，或头痛，肢节不适；继则肿块增大，焮红痛加，寒热不退，甚则疼痛加剧，全身酸痛乏力，局部肿块由硬变软，有波动感，为脓已成。

方药 黄明胶（牛皮胶）。

用法 以浓醋化涂之。

说明 《本草纲目》云黄明胶“治打扑损伤，汤火灼疮，一切痈疽肿毒，活血止痛”。《普济本事方》用以“敛疮内消”。故此方治乳痈初发有较好疗效。

仙人掌调敷

病证 乳痈。

方药 仙人掌。

用法 捣烂取汁，加面粉适量，调敷患处。

说明 仙人掌味苦性寒，《陆川本草》云能“消炎解毒，排脓生肌，主治疮痈疖肿、咳嗽”。《岭南采药录》以“仙人掌焙热熨之”，“治乳疽初起结核”。《闽南民间草药》以“仙人掌鲜全草适量，麦粉适量，共捣敷患处”，治“透掌疔（即脚掌心生疔）”。足见此药治疗疮肿毒之功效不同凡响。

蒲公英捣敷

病证 乳痈。

方药 蒲公英。

用法 捣敷肿上，日换药3~4次。

说明 《本草正义》云：“蒲公英其性清凉，治一切疔疮、痈疡、红肿热毒诸证，可服可敷，颇有应验，而治乳痈乳疖，红肿坚块，尤有捷效。鲜者捣汁温服，干者煎服，一味亦可治之，而煎药方用必不可缺此。”《本草衍义补遗》载：“治乳痈，蒲公英（洗净细剉）、忍冬藤同煎浓汁，入少酒佐之，服罢，随后欲睡，是其功也。”现代药理证实蒲公英对金黄色葡萄球菌耐药菌株、溶血性链球菌有较强的杀灭作用，故治乳痈、疔毒及各种感染性疾病有卓效。

膏肓穴刺血拔罐

病证 乳痈。

取穴 膏肓穴。膏肓属足太阳膀胱经。在背部，当第4胸椎棘突下，旁开3寸处，左右共二穴。

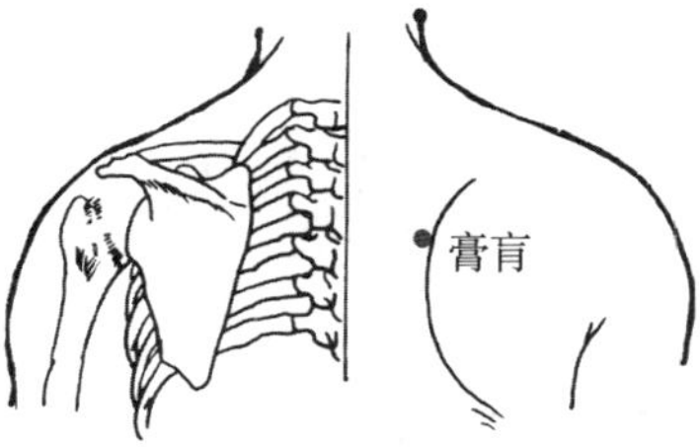

膏肓穴定位图

操作方法 患者取坐位。常规消毒，右手持三棱针在膏肓穴上和乳痈发作部位背部的对应点上快速点刺后拔罐，拔出紫血少许（约3ml）。每日治疗1次。一般针5~7次可愈。

说明 针刺治疗宜在发病初期施术，越早越好。脓成后施术则失去最佳治疗时机，效果不甚理想。《灵光赋》说："膏肓岂止治百病，灸得玄功病须愈。针灸一穴数病除，学者尤宜加仔细。"膏肓穴位于乳房相对的背侧，可以治疗"诸虚百损，五劳七伤"（《医宗金鉴》）。刺血拔罐治乳痈，未见古书记载，乃今人之经验也。现有多篇膏肓穴针刺拔罐治疗乳痈的报道，验之于临床确有速效，亦可谓治疗乳痈之绝招也。症状兼有高热者，可辅助大椎穴刺血拔罐，清其热毒，缓解嚣张之势。

乳腺小叶增生症

鲜天冬蒸熟内服

病证 乳腺小叶增生，中医学称为“乳癖”。以乳房周期性疼痛为特征，起初为游漫性胀痛，乳房外上侧及中上部触痛明显，每月月经前疼痛加剧，行经后疼痛减退或消失。严重者经前经后均呈持续性疼痛。有时疼痛向腋部、肩背部、上肢等处放射。患者往往自述乳房内有肿块，临床检查时却仅触及增厚的乳腺腺体。

方药 天冬（鲜者）100g。

用法 剥去外皮，隔水蒸熟，3次分服，每日1剂。

说明 药理研究证明，天冬有抗肿瘤作用，对一般良性乳房肿瘤，尤其是乳房小叶增生，不论肿块大小，奏效迅速。对乳腺癌也有一定的近期疗效，表现为用药后肿块缩小、质地变软。但远期疗效尚不显著，用于乳癌溃烂者效果不佳。

乳头破碎

霜茄散外敷

病证 乳头破碎又称为乳头风，指乳头及乳头周围皮肤浸淫、湿烂破裂的病证。多因肝火不能疏泄，肝胃湿热蕴结而成。其症见乳头破碎，裂开，疼痛剧烈，揩之出血或流黏水，或结黄痂，容易继发外吹乳痈。

方药 秋茄（经过霜打冻裂口的）1个，冰片1g。

用法 秋茄采回阴干，火煅存性，研为细粉，再将冰片研细，二药混合均匀，用瓷瓶收储，密闭勿令泄气，备用。先将患乳乳汁挤净，消毒后，将霜茄散少许涂抹在乳头上，每天 3~4 次。亦可用菜油调敷。

说明 秋茄清热止血，消肿止痛，《妇人良方补遗》中就有用霜茄子治乳头破碎的记载；冰片有清热止痛、防腐散瘀之功。二药配合用于哺乳期妇女破裂，可起到敛疮止痛，祛瘀生新的作用。

乳岩

生蟹壳调敷

病证 乳岩，西医学称为乳腺癌，是女性常见肿瘤之一。指痈疽之至牢有根而硬如石者。多因郁怒伤肝，思虑伤脾，以致气滞痰凝而成；或冲任二经失调，气滞血凝而生。初起乳中结成小核如豆大，渐渐大如棋子，不疼不痒，不红不热，经年累月，渐渐长大，始感疼痛，痛即不休，未溃时肿如堆粟，或如覆碗，色紫坚硬。渐渐溃烂，污水渗出，时出臭血。溃烂深如岩穴，疮口边缘不齐，或高凸如莲蓬，疼痛连心。有的初起时乳房发生肿块，肿块中央按之富有弹性，多在未溃前发现乳窍流血，后期溃烂无脓而出血，疮口中央凹陷，边缘坚硬。也有初起时乳晕部位发红，出现丘疹，表面腐烂而渗出血水，此后乳头逐渐凹陷，四周坚硬，皮色紫褐，后期乳头溃烂，乳房内则有坚硬的肿块。

方药 生蟹壳。

用法 砂锅内焙焦为末，每服6g，酒调下，日日服之，不可间断。

说明 本方来源于《集验良方》《济世良方》。乳岩初起急服此方。蟹壳味咸，长于软坚散结；性寒，功能清热解毒。同时又能破瘀消积，故治乳痈、乳岩有效。长期服用，方可建功。

宫颈糜烂

鲜鸡蛋清外敷

病证 宫颈糜烂是妇科疾病中最常见的一种。由于炎症分泌物的刺激，颈管外口黏膜的鳞状上皮细胞脱落，被增生的柱状上皮覆盖，其表面颜色鲜红，光滑或高低不平，致宫颈糜烂。子宫颈分内口和外口。内口上皮是一种纤细且会分泌黏液的红色柱状细胞，外口由粉红色的鳞状上皮覆盖并衬垫着阴道。纤柔的柱状上皮很容易受到感染，当发生长期慢性炎症时，子宫颈外口的鳞状上皮就会被柱状上皮所覆盖。柱状上皮非常薄，如果见到下面的毛细血管及红色间质，呈现出红色区，并与周围的鳞状上皮有明显的界线，这就是宫颈糜烂，也叫宫颈柱状上皮异位。

方药 无菌鸡蛋清。

用法 宫颈部用生理盐水棉签揩拭后涂布新鲜蛋清（糜烂部多涂一些），而后再用饱蘸蛋清的棉球塞于宫颈处，次日取出。连续3~5日为1个疗程，若无效可继续进行第2疗程。月经来潮时停止治疗。

说明 鸡蛋清属于血清蛋白，具有收敛、修复创面的作用，而且还会在肌肉表面形成保护膜，起到止痛、消炎的作用。以宫颈糜烂并有出血者疗效最佳。

紫草油外涂

病证 宫颈糜烂。

方药 紫草 200g，香油 750g。

用法 加热炸枯过滤，呈油浸剂，外涂宫颈及阴道上端，隔日 1 次。10 次为 1 个疗程。治疗期间禁止性生活，行经期间停药。

说明 现代药理实验证明，紫草有抗菌、抗炎作用，《药性论》谓之“治恶疮，癣癣”。另有报道用紫草油治疗子宫颈炎合并盆腔炎或重度糜烂、充血，并有脓性分泌物者，连续用药 1~3 周可使充血及脓性分泌物消失。

金樱子内服

病证 子宫从正常位置沿阴道下降，宫颈外口达坐骨棘水平以下，甚至子宫全部脱出于阴道口以外，称为子宫脱垂。子宫脱垂常合并阴道前壁和后壁膨出。患者自述有球形物自阴道内脱出，于行走、体力劳动时更加明显，卧床休息后自行还纳。脱垂严重者终日掉在外面，不能自行还纳，由于行走活动与衣裤摩擦而感到不适，久经摩擦而产生溃疡、感染、分泌物增多，甚至出血，日久局部组织增厚角化。多数子宫脱垂患者大笑、剧烈咳嗽、体势用力时，腹腔压力突然增加，引起尿失禁而尿液外溢。由于盆腔脏器脱垂，导致血液循环障碍，局部瘀血，影响月经，会导致月经过多。

方药 金樱子。

用法 取金樱子干品水煎2次，去渣浓缩，使每500ml含生药相当于500g。每日服10ml，早晚分服。连续3天为1个疗程，间隔3天，再连服3天为第2个疗程。

说明 《本草经疏》云："《十剂》云涩可去脱。脾虚滑泄不禁，非涩剂无以固之。膀胱虚寒则小便不禁，肾与膀胱为表里，肾虚则精滑，时从小便出，此药（金樱子）气温，味酸涩，入三经而收敛虚脱之气，故能主诸症也。"子宫脱垂盖因肾气虚弱、固摄不力所致，用金樱子敛气固脱，子宫即可复元升正殿。经初步观察，此方法对年轻、脱垂程度较轻、没有白带的患者疗效较好。而对脱垂程度严重，年龄偏大的患者，只能作为一种辅助治疗方法。

外阴瘙痒

杏仁油糊外涂

病证 外阴瘙痒多位于阴蒂、小阴唇，也可波及大阴唇、会阴甚至肛周等皮损区。长期搔抓可出现抓痕、血痂或继发毛囊炎。常系阵发性发作，也可为持续性发作，一般夜间加剧。

方药 杏仁 150g。

用法 炒枯研成细末，加麻油 75g 调成糊状，用时先用桑叶煎水冲洗外阴、阴道，然后用杏仁油糊涂搽，每日 1 次，或用带线棉球蘸杏仁油糊塞入阴道，24 小时后取出。

说明 《滇南本草》谓杏仁“治疳虫”，《本草纲目》谓之“杀虫，治诸疮疥”。外阴瘙痒，多因湿热虫蚀所致，杏仁能杀虫，虫匿则痒不作矣。

蛇床子、白矾煎洗

病证 外阴瘙痒。

方药 蛇床子 50g，白矾 6g。

用法 煎汤频洗

说明 《神农本草经》谓蛇床子“主妇人阴中肿痛，男子阳痿，湿痒”。《本草正义》云：“外疡湿热痛痒，浸淫诸疮，可作汤洗，可为末敷，收效甚捷。”白矾有明显的抗阴道滴虫作用。《本草纲目》谓之“治痈疽疔肿，恶疮”;《千金翼方》用之“治妇人阴痒脱”。二药合用，治妇人阴痒有卓效。

儿科疾病

百日咳

甜葶苈子糕内服

病证 百日咳是由百日咳杆菌引起的急性呼吸道传染病，病程较长，可达数周甚至3个月左右，历经百日，故有“百日咳”之称。阵发性痉挛性咳嗽是本病的特点。痉咳发生时，先是频繁短促的咳嗽十多声至数十声，患者处于呼气状态，随之是一次深长吸气，但此时喉部仍是痉挛状态，气流通过紧张狭窄的声门发出一种高调的吼声，如鸡鸣或犬吠样。如此反复，直至把呼吸道积聚的黏痰咳出为止。剧咳会致呕吐、大小便失禁、面红耳赤、口唇发绀、张口伸舌，上腔静脉回流受阻，出现颜面、眼睑浮肿，重者鼻黏膜、眼结膜出血，咯血，甚至有颅内出血。痉咳发作无先兆，任何刺激都可诱发。

方药 甜葶苈子120g，大枣500g，红糖30g。

用法 先将甜葶苈子炒黄研为细面，另将大枣加水煮后去皮核，最后将方中药物和合调成糕即成。

将药糕分成4份，每天服食1份，分4天吃完。

说明 方中葶苈子清泻肺气，祛痰定喘；大枣补脾和胃，温润心肺；红糖甘温，益气生津。诸药制糕，消肿定喘之功甚佳且不伤正气，儿童亦易接受。临床验证方便有效。

小儿消化不良

蛋黄油内服

病证 消化不良是指有持续存在或反复发作的上腹痛、腹胀、早饱、嗳气、厌食、烧心、反酸、恶心、呕吐等消化功能障碍症状，经各项检查排除器质性疾病的一组的临床综合征，小儿消化内科常见。病程多在2年内，症状可反复发作，也可在相当一段时间内无症状。可以某一症状为主，也可多症状叠加出现。

方药 蛋黄油。

用法 将煮熟的鸡蛋去白留黄，研碎，置铜锅内加热，熬出蛋黄油。每天5~10ml，分2次服。1个疗程为4~5天。一般服药1~2天后大便次数及性状即明显好转，用药4~5天可痊愈。

说明 《长沙药解》说："鸡子黄补脾精而益胃液，止泄利而断呕吐""温润淳厚，滋脾胃之精液，泽中脘之枯槁，降浊阴而止呕吐，生清阳而断泄利，补中之良药也"。消化不良多因脾胃虚弱所致，蛋黄油善补脾胃，故能生清降浊，恢复消化功能。

小儿腹泻

马齿苋内服

病证 小儿腹泻系指小儿排便习惯改变，排便次数增多，粪便稀薄或含脓血。由于小儿脏腑娇嫩，形气未充，故四时寒暑温凉的变化皆会对其脾胃有所影响，导致腹泻。

方药 鲜马齿苋250~500g。

用法 煎汤，加适量白糖调味，分次作饮料服下，1天服完，连服2~3天。或取马齿苋洗净，焙干研末，每次3g，温开水送下，每日服3次。

说明 药理实验证实，马齿苋对大肠埃希菌有抑制作用。其味酸，有收敛止泻之功，故用于治疗小儿单纯性腹泻有效。

柞树皮煎汤洗脚

病证 小儿腹泻。

方药 柞树皮150g。

用法 洗净切碎，加水4000ml，煎成1000ml，用此煎液泡脚，每次半小时。病重者，口服煎液20ml，每日2~3次。

说明 柞树皮有极强的清热、利湿、解毒、固涩作用，故能止泻。

小儿便秘

蒲公英煎汤内服

病证 婴幼儿一般每天1~2次大便，便质较软，若2~3天不解大便，而其他情况良好，有可能是一般的便秘；但如果出现腹胀、腹痛、呕吐等情况，应及时送医院检查。小儿发生便秘以后，解出的大便又干又硬，干硬的粪便刺激肛门产生疼痛和不适感，日久小儿惧怕解大便，或不敢用力排便，导致肠道里的粪便更加干燥，便秘症状更加严重。

方药 蒲公英。

用法 取鲜蒲公英全草或干品草60~90g，鲜品水煎20分钟，干品煎30分钟，煎至50~100ml，加适量白糖或白蜜，每日1剂顿服，年龄小者可分次服。病重者，排便正常后继续服药3~5剂。

说明 《本草衍义补遗》谓："（蒲公英）化热毒，消恶肿结核，解食毒，散滞气。"故能治便秘，有良好效果。一般5~9剂可治愈。

小儿伤食

牵牛子研粉内服

病证 小儿不懂得调节自己的饮食，特别逢年过节时，家长亦容易疏忽，易致小儿饮食失节，出现胸腹饱胀、发闷、胃酸、恶心、呕吐、腹泻等症状。中医称为伤食。

方药 黑、白牵牛子各等份。

用法 炒熟，共研细末，筛取头末，以一小撮合红糖少许服下，大便微见溏，即停药。

说明 该方为岳美中教授得于邑中友人高聘卿，屡经投治，其验如鼓应桴。《岳美中医话》云，主治“小儿伤食，鼻下人中两旁发炎，垂两条如韭叶之红线，有时发热，不喜食，或有口臭者”。

青苹果蒸熟内服

病证 伤食泄泻。

方药 青苹果1个。

用法 将苹果洗净，置瓷缸中（不加水），隔水煮至熟烂，或置笼中蒸熟。熟后去果皮，饮其自然汁。能食者并食其果肉，量不拘。每日早晚各1次，每次服食1个。

说明 伤食泄泻多由饮食不当，暴饮暴食，致脾胃受伤，传导失职，升降失调而引发。苹果甘酸，既可营养形体，又可开胃健脾。其味鲜美，亦为小儿乐食。

小儿疳积

点刺四缝穴

病证 疳积是以面黄肌瘦，毛发枯焦，肚腹膨大，精神萎靡，食欲减退或嗜好异食为主要症状表现的慢性病。多由饮食失调、脾胃损伤或虫积所致，多发于5岁以下的小儿。

取穴 四缝穴。奇穴。取法有两种：其一，仰掌伸指，在食指、中指、无名指、小指掌面近侧指骨关节横纹中点取穴；其二，于上述四指掌面远侧关节横纹中点取穴。《针灸集成》说：“四缝左右十六穴，在手四指内中节横纹紫脉上。”

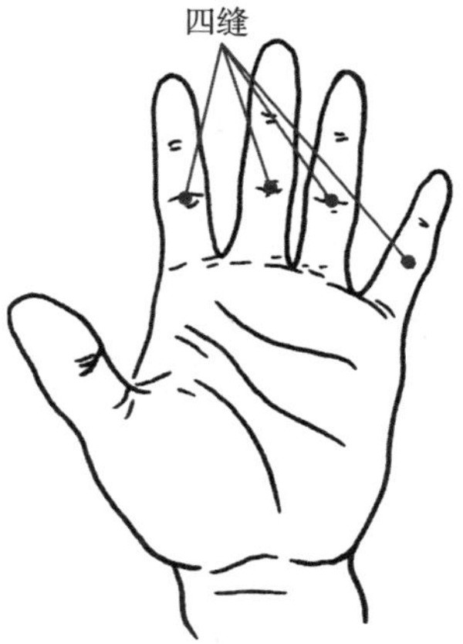

四缝穴定位图

操作方法 按照上述第1种方法取穴，掌面向上，常规消毒后，用三棱针快速点刺四缝穴，挤出黄白色黏稠液体少许。5天1次，3次为1个疗程，一般针1~3个疗程。

说明 点刺四缝穴有健脾消积之功，故治疗疳积症有特效。《中国针灸学》说四缝“主治小儿疳积、顿咳”。根临床报道，用本穴治疗小儿消化不良、百日咳、哮喘、夜游症、厌食症等都取得了良好的效果。

强中

玄明粉敷手心

病证 强中又称阳强或阳强不倒，即西医学的阴茎异常勃起，是指小儿阴茎发生持续性勃起的病状。

方药 玄明粉 10g。

用法 玄明粉以纱布包裹。每晚睡前外敷两手心，连用 1 周。

说明 此为山东中医药大学周凤梧教授方。强中一证与肝肾关系密切，多为阴虚阳亢，肾气受伤所致。玄明粉咸寒软坚，其性善消，能通大便燥结，荡涤阳明实热，外治取其软坚泻火之功，正与病证相合。玄明粉即芒硝经风化失去结晶水而成的白色粉末，其功力较芒硝为缓。

夜啼

中冲穴点刺放血

病证 婴幼儿夜啼是临床常见病。患儿彻夜不眠，哭啼不安，昼夜不离母怀，有时入睡10~20分钟即醒。其主要原因是胎热、惊热、风热等内犯于心，心经伏热烦躁而啼，《证治准绳·幼科》又称其为“心躁夜啼”。

取穴 中冲穴。中冲属手厥阴心包经，为手厥阴心包经井穴。在手中指末节尖端中央。

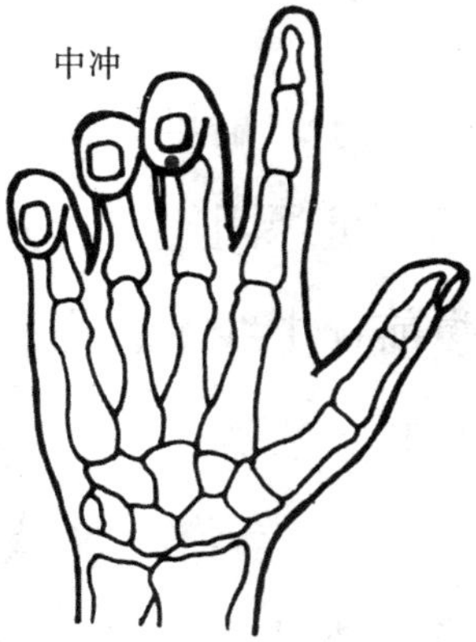

中冲穴定位图

操作方法 穴位常规消毒，用小号三棱针在双侧中冲穴点刺放血，出血2~3滴，隔日1次。

说明 中冲为手厥阴心包经井穴，治小儿夜啼多哭。“所出为井”，故中冲点刺放血可清泄心包经之热邪，发挥宁心安神的作用。神安则夜寐宁矣。

遗尿

大葱、硫黄外敷关元穴

病证 小儿遗尿是指小儿睡眠时不经意排尿的病证，多为肾气不足，固摄无权，膀胱失于约束，气化功能异常所致。

取穴 关元穴。关元属任脉，是足太阳、足少阳、足厥阴经交会穴。在腹前正中线上，当肚脐下3寸。

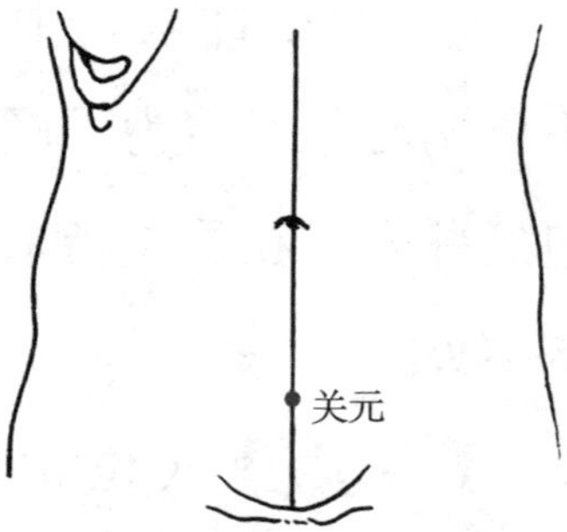

关元穴定位图

操作方法 取大葱1根，硫黄5g，捣烂成泥，于小儿睡觉前外敷在其关元穴上，上盖一层塑料纸，再用胶布固定。敷一夜，第2天早上除去。贴敷1周。

说明 关元穴是人身元阴、元阳之气闭藏之处。肾气不足，元阳衰惫，故阴霾笼罩，洪水泛滥成灾，导致夜尿不止。《针灸大成》说：“一切冷惫，灸关元。”《类经图翼》说：“阴证伤寒及小便多，妇人赤白带下，俱当灸此。”硫黄、大葱皆大辛大热之品，敷灸关元，补火壮阳，扫除阴翳，则阳光四布，水患不兴，治青年、成年遗尿者亦有效。笔者读初中时，有一刘姓同学患遗尿症特别严重，每夜遗尿两三次，上课时打瞌睡，尿竟然从裤腿中流到教室的地面上。多方求医皆无效，苦不堪言。有人告诉他用上方治疗，只敷灸了1周，困扰他十多年的顽疾竟霍然而愈。由此可见，《新针灸学》中说关元“治儿童夜尿症有卓效”非空穴来风。

婴儿湿疹

蛇床子膏外涂

病证 婴儿湿疹是一种常见的、由内外因素引起的过敏性皮肤炎症。皮损以丘疱疹为主，有渗出倾向，反复发作，急、慢性期重叠交替，伴剧烈瘙痒，病因常常难以确定。

方药 蛇床子、凡士林。

用法 将蛇床子研成细末，用凡士林调成软膏，涂患处，每日 1~2 次。

说明 《本草新编》云："蛇床子功用颇奇，内外俱可施治，而外治尤良。"《本草正义》云："外疡湿热痛痒，浸淫诸疮，可作汤洗，可为末敷，收效甚捷。"

五官科病证

沙眼

紫皮蒜汁点眼

病证 沙眼是由沙眼衣原体引起的一种慢性传染性结膜角膜炎。因其在睑结膜表面形成粗糙不平的外观，形似沙粒，故名沙眼。本病病变过程早期结膜有浸润，如乳头、滤泡增生，同时发生角膜血管翳；晚期由于受累的睑结膜出现瘢痕，以致眼睑内翻畸形，加重角膜的损害，严重影响视力，甚至造成失明。

方药 紫皮蒜。

用法 将鲜紫皮蒜去外皮，洗净捣如泥，用消毒纱布包裹挤出蒜汁，盛在消毒瓶中密闭备用。另以乌贼骨去壳，磨制成 3cm 长鸭嘴形小棒，高压消毒备用。

操作方法 先用 0.5% 的丁卡因滴入结膜囊内，1~2 分钟后用睑钩翻转上睑并固定，使穹窿部结膜完全暴露，以乌贼骨棒轻轻摩擦肥大的乳头和滤泡，使其表面微破，摩擦既要彻底又不可伤及深部组织及正常的结膜面。再用消毒盐水棉球将血液及滤泡内容物拭净，然后在结膜面上涂擦蒜汁，放回眼睑。两眼一般同时治疗。1 周后复查，如未愈，即进行第 2 次治疗。

说明 实验证明，大蒜汁在试管内对多种致病菌都有明显的抑菌或杀菌作用，故治沙眼有效。

暴发火眼

生姜、食盐捣烂布包蘸井水搽眼皮

病证 暴发火眼即俗称“红眼病”的传染性结膜炎，是一种急性传染性眼炎。根据不同的致病原因，可分为细菌性结膜炎和病毒性结膜炎两类，两者临床症状相似，但流行程度和危害性以病毒性结膜炎为重。该病全年均可发生，以春夏季节多见。红眼病是通过接触传染的眼病，如接触患者用过的毛巾、洗脸用具、水龙头、门把手、游泳池的水、公用的玩具等。因此，该病常在幼儿园、学校、医院、工厂等集体单位广泛传播，造成暴发流行。

方药 生姜 9~12g，食盐适量。

操作方法 上二味同捣烂，薄布包住，蘸新汲井泉水擦上下眼皮。屡蘸屡擦，以擦至眼皮极热为度。擦完用温水将眼皮洗净。轻者一次即愈，重者一日擦两次亦可愈。擦时须紧闭其目，勿令药汁入眼中。

说明 此方是近代名医张锡纯之经验方。生姜有抑菌消炎作用；食盐清火、凉血、解毒；井泉水极凉，有泻火凉血之功。三物布包擦眼，用治红肿热痛之暴发火眼极效。

蒲公英熏洗

病证 暴发火眼。

方药 鲜蒲公英 120g（无鲜者可用干者 60g 代之）。

操作方法 上一味，煎汤两大碗，温服一碗，余一碗乘热熏洗。

说明 张锡纯云蒲公英“功长于治疮，能消散痈疔毒火，然不知其能治眼疾也。使人皆知其能治眼疾如此神效，天下无瞽目之人矣”。此方原名蒲公英汤，《医学衷中参西录》云其主治“眼疾肿痛，或胬肉遮眼，或赤脉络目，或目睛胀疼，或目疼连脑，或羞明多泪，一切虚火、实火之证”。

红眼病

太阳穴点刺放血

取穴 太阳穴。太阳在颞部，当眉梢与目外眦之间，向后约一横指的凹陷处。

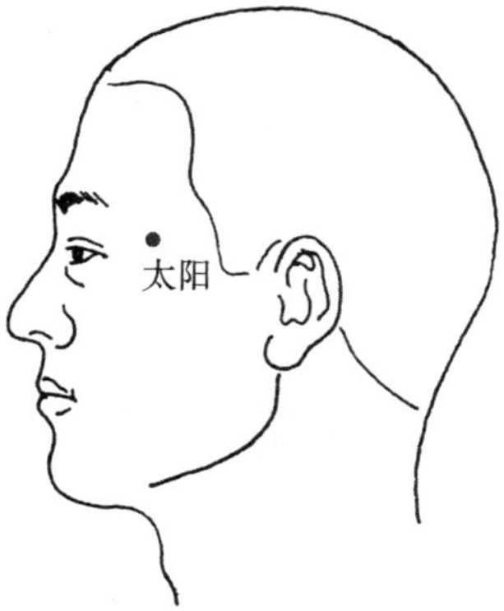

太阳穴定位图

操作方法 单眼感染取患侧穴位，双眼感染取双侧穴位。患者取坐位，常规消毒。右手持三棱针在太阳穴上快速点刺后用手挤压放血，待挤出之血由暗红变淡时，用消毒干棉球按压针孔止血。每日治疗1次。

说明 红眼病西医学称为急性出血性结膜炎，是一种由病毒引起的，在夏季、高热、高湿条件下极易大流行的急性传染性眼病。其临床特点为起病急剧、双眼发病，眼部刺激症状重，常伴有明显的结膜下出血。主要症状有眼红、刺痛、异物感，伴畏光、流泪及水样分泌物，有时为血性分泌物。检查可见眼睑及结膜水肿，结膜明显充血，常见点、片状结膜下出血。《奇效良方》云："太阳二穴，在眉后陷中，治眼红及头痛，宜用三棱针出血……刺见血立愈。"用本法点刺放血，可迅速达到泻火解毒、活血通络之效，邪热去，经络通，则目赤肿痛自愈。

电光性眼炎

人乳点眼

病证 电光性眼炎是眼睛的角膜上皮细胞和结膜

吸收大量强烈的紫外线引起的急性炎症，可由长时间未戴防护眼镜在雪地、沙漠、盐田、广阔水面作业或行走时导致，也可因阳光、紫外光灯等强烈紫外线的照射而致。电焊、热切割作业时高温电弧光产生强烈紫外线、红外线等刺激眼睛，也容易诱发该病。潜伏期6~8小时，两眼突发热灼感和剧痛，伴畏光、流泪、眼睑痉挛，头痛，眼睑及面部皮肤潮红并有灼痛感，眼裂部结膜充血、水肿。

方药 新鲜人乳。

用法 将新鲜人乳直接挤入消毒过的滴眼瓶内，点入两眼眦部球结膜上。每隔5~15分钟1次，每侧2~3滴，滴后闭眼片刻。

说明 临床报道，新鲜人乳滴入眼后，一般自觉症状可在3~15分钟减轻或基本消除，他觉症状在8~16小时完全消失。人乳治疗有效可能与含浓度较高的激素有关。《太平圣惠方》以“乳汁于铜器中，磨古字钱令变色，煎稀稠成煎即住，磁瓶盛，每取少许点眦头，日三五度”，“治肝热眼赤痛”。

白内障

蛴螬内服或收汁滴目

病证 眼睛晶状体混浊称为白内障。年老、遗传、代谢异常、外伤、辐射、中毒和局部营养不良等可引起晶状体囊膜损伤，使其渗透性增加，丧失屏障作用；或导致晶状体代谢紊乱，使晶状体蛋白发生变性、混浊。外障指发生在胞睑、两眦、白睛、黑睛的眼疾。患眼可见红赤、肿胀、糜烂、流泪、眵多，或见翳膜、胬肉。

方药 蛴螬。

用法 内障宜油炙服之，外障宜收其汁滴目中。

说明 《晋书》中曾载盛彦母氏失明，侍俾以蛴螬炙饴之，母目豁然。陆定圃《止园医话》云："余在曲江，有将官以瞽离军，嘱其子，俾馐事供蛴螬，须秘之防其父知，旬日后目明，趋庭申谢。"《医学衷中参西录》云其主治"目中淫肤、青翳、白膜、内障、外障"。

麦粒肿

陈醋泡蝉蜕贴敷

病证 麦粒肿俗称“针眼”，是指睑板腺或睫毛毛囊周围的皮脂腺受葡萄球菌感染所引起的急性化脓性炎症。以局部红肿、疼痛，出现硬结及黄色脓点为主要临床表现。初起眼睑痒痛并作，患处睫毛毛囊根部皮肤红肿，有硬结，形如麦粒。继则红肿疼痛剧烈，甚则拒按，垂头时疼痛加剧。数日后脓成，溃脓后逐渐痊愈。多因外感风热，热毒壅阻，客之眼睑所致。

方药 蛇蜕。

用法 将完整的蛇蜕置于陈醋内浸泡，数日后取出，剪成约 5mm × 8mm 的小块，贴敷局部，上盖浸有酸醋的棉片固定，24 小时换药 1 次，至痊愈为止。

说明 《圣济总录》用“蛇蜕烧灰研细，以醋调涂肿上，干即易。亦可只以蛇皮贴之”，“治痈疽结硬未成脓”。麦粒肿是生于眼睑的疔毒，故治之有效。

耳垂穴点刺放血

病证 麦粒肿。

取穴 耳垂穴。奇穴，位于耳垂前面中点。

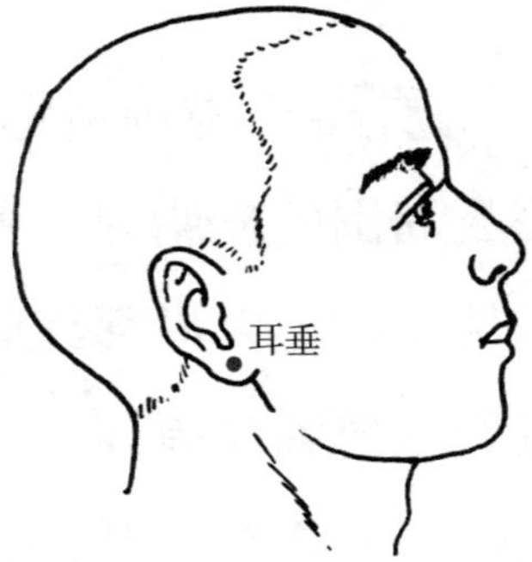

耳垂穴定位图

操作方法 单眼感染取患侧穴位，双眼感染取双侧穴位。患者坐位，常规消毒，右手持三棱针在选定的穴位上快速点刺后，用手挤压放血，待挤出之血由暗红变淡时，用消毒干棉球按压针孔止血。每日治疗 1 次。

说明 耳垂穴出自《陈修园医书七十二种》，主治锁口疔、针眼等。耳穴眼即位于此处，刺之出血，有疏风泄热排毒之功，初起者可消，已成者可促其痊愈，还可以预防病证之复发。古人经验，屡试屡效，实乃治疗麦粒肿之绝招也。

睑缘炎

蜂蜜外涂

病证 睑缘炎是睑缘的一种慢性炎症，可由细菌、脂溢性皮肤炎或局部过敏反应引起，且常合并存在，导致睑缘表面、睫毛、毛囊及其腺组织的亚急性或慢性炎症。根据临床的不同特点，睑缘炎可分为3类：鳞屑性睑缘炎、溃疡性睑缘炎、眦角性睑缘炎。

方药 蜂蜜。

用法 涂患处，每日3次。

说明 《本草纲目拾遗》云："（蜂蜜）主牙齿疳，唇口疮，目肤赤障，杀虫。"用于各种疮疡均有消炎止痛之效。

胞轮振跳

针刺申脉穴

病证 胞轮振跳指上胞或下睑不能自控地搐惕瞤动，俗称眼皮跳或眼眉跳，与西医学之眼睑痉挛相似。上胞或下睑跳动，时疏时频，不能自控。一般过劳、久视、睡眠不足时跳动更加频繁，休息之后症状可以减轻或消失。胞睑跳动严重者，连同半侧面部肌肉、眉毛、口角皆瞤动。日久不愈，恐有㖞偏之变。每于胞睑振跳时，患者自觉不适，但检查胞睑外观正常。

取穴 申脉穴。申脉属足太阳膀胱经，为八脉交会穴之一。在足外踝下缘凹陷中。

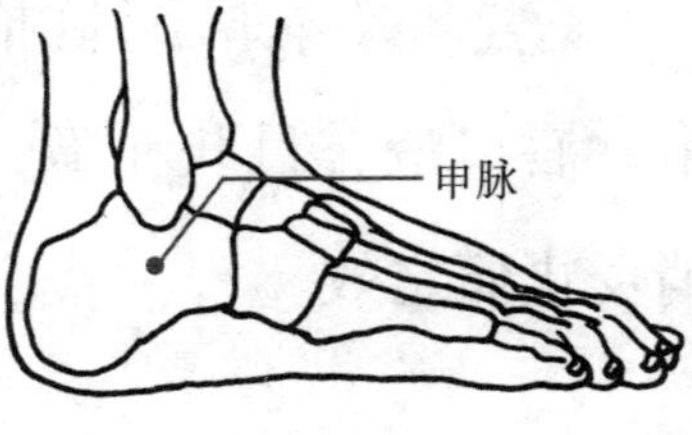

申脉穴定位图

操作方法 穴位常规消毒后，快速直刺0.3~0.5寸，行中强刺激捻转泻法，得气后按摩患者眼部，以利气血运行，留针15

分钟。每日 1 次，7 次为 1 个疗程。久病者可针灸并用。

说明 胞轮振跳俗称眼皮跳或眼眉跳，为儿童和老年人的易发疾病。本病轻者或偶尔发生者不必治疗，可以自愈；若久跳不止，则需治疗。病机多属久病或过劳等损伤心脾，致心脾两虚、筋脉失养而瞤动；或肝脾血虚，日久生风，虚风内动，牵拽胞睑而振跳。申脉穴属足太阳膀胱经，足太阳膀胱经自项入脑，别络于阴跷、阳跷，而阴阳跷又相交于目内眦，其气并行回环，濡养眼目，且司眼睑之开合，故针刺申脉穴治疗胞轮振跳疗效甚佳。

急性鼻炎

斑蝥粉敷两眉间

病证 急性鼻炎是由病毒感染引起的鼻黏膜急性炎性疾病，俗称伤风或感冒。四季均可发病，但冬季更多见。初期有鼻内干燥、烧灼和痒感，继有打喷嚏、流大量清鼻涕、鼻塞、嗅觉减退。全身症状有发热、咽干、四肢倦怠、全身不适。鼻腔黏膜弥漫性红肿，流大量水样或黏液性分泌物（后期可为脓性分泌物）。

方药 斑蝥1只。

用法 斑蝥研细粉，备用。将少许斑蝥粉置于两眉中间，外用胶布坚固定，晚贴早揭。揭处起小水疱，不破可自行吸收，破则作局部消毒处理。

说明 本方为江苏省南京市中医院傅宗翰医师家传方，治疗急性鼻炎喷嚏频频，鼻流清涕，不辨香臭，鼻翼两侧肿胀。斑蝥辛咸性寒，有大毒，贴印堂穴，能疏风散热，通鼻窍，引风热毒邪外出。风热邪出，气机通利，诸症可退，则鼻能知香臭。使用本药需注意：①药粉要现用现配；②药粉不可进入眼内；③起泡过程一般2~4小时，有痛感但可以耐受，痛甚可揭去。

鼻衄

棉球蘸明矾饱和液塞入鼻孔

病证 血从清道出于鼻称为鼻衄。肺、胃、肝火热偏盛，迫血妄行，以致血溢清道，从鼻孔流出而成鼻衄，亦有少数由肾精亏虚或气虚不摄所致者。

方药 白矾饱和溶液。

用法 用棉球浸泡塞入鼻孔。

说明 白矾具有较强的收敛作用，白矾水在体外能使血清立即沉淀，有强烈的凝固蛋白的作用，故可用于止鼻衄。《本草纲目》谓其“止血定痛”，《本草衍义》用以治“牙缝中血出如衄者”，《医学入门》用以治“牙齿肿痛出血”，《圣济总录》用以“治衄血不止”。足见其止血效能不同凡响。

耳尖点刺放血

病证 鼻衄。

取穴 耳尖穴。奇穴，位于耳尖上，卷耳取之。

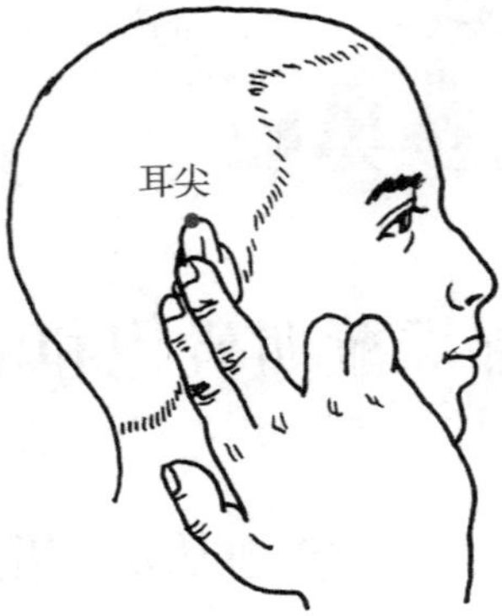

耳尖穴定位图

操作方法 患者取正坐位，医者将其耳郭（患左取右，患右取左）折叠，耳上方呈一尖角，常规消毒，右手持三棱针对准耳尖刺之，左手松开，对针刺处挤压令其出血5~10滴，出血多者压迫止血即可，隔日1次，3次为1个疗程。一般治疗1~3个疗程即可治愈。

说明 鼻衄，即鼻腔出血，无论男女老少，四季都可发病，以热证多见。或因肺热壅滞、迫血妄行，或因嗜好辛辣酒食、膏粱厚味，或因虚火上炎、迫血上溢而致。无论何因所致，采用耳尖放血都可取得满意的效果，因耳尖刺血有清热凉血之功，血无沸腾之势，则热可息、衄可止。

不闻香臭

针刺迎香穴

病证 鼻不闻香臭。

取穴 迎香穴。迎香属手阳明大肠经，为手、足阳明经交会穴。在鼻翼外缘中点旁，当鼻唇沟中间。

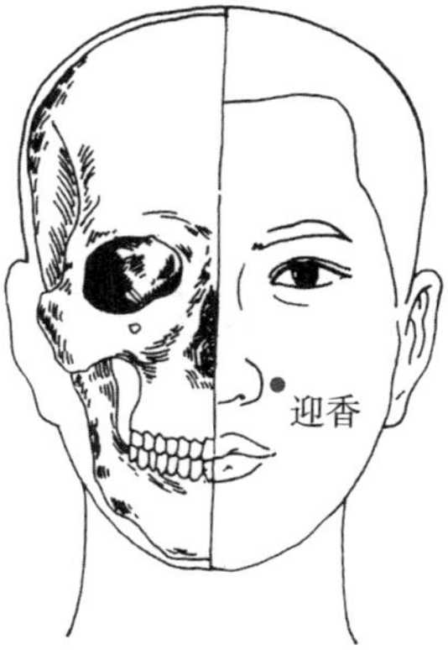

迎香穴

操作方法 患者坐位，常规消毒，右手持针，针尖透向鼻通斜刺0.5~0.8寸。留针30分钟，每5分钟运针1次。每日治疗1次。一般针5~7次。

说明 《会元针灸学》说："香气近鼻无知觉，刺之即知。"《玉龙歌》说："不闻香臭从何治，迎香两穴可堪攻。"《通玄指要赋》说："鼻窒无闻，迎香可引。" 由此可见，针刺迎香穴可通鼻窍，恢复嗅觉功能。若鼻塞不通，可以指代针，在迎香穴上按压、按摩，待鼻两旁的皮肤发热，鼻气立通。

中耳炎

蒲公英捣汁滴耳

病证 中耳炎是累及中耳（包括咽鼓管鼓室、鼓窦及乳突气房）全部或部分结构的炎性疾病，可分为非化脓性、化脓性两大类。非化脓性包括分泌性中耳炎、气压损伤性中耳炎，化脓性有急性和慢性之分。常见有分泌性中耳炎、急性化脓性中耳炎、胆脂瘤型中耳炎和气压损伤性中耳炎。

方药 鲜蒲公英。

用法 捣汁滴耳，每日 3~4 次。

说明 现代药理研究证明，蒲公英对金黄色葡萄球菌耐药菌株、溶血性链球菌有较强的杀菌作用，故用于治疗中耳炎有良效。

核桃油滴耳

病证 中耳炎。

方药 核桃油 16ml，冰片 1g。

用法 用纱布将核桃仁包好，加压挤油澄清，将冰片研极细放入，不断搅和，使其溶解。使用时先将外耳道之脓性分泌物洗净，用棉球拭干，滴入药液 2~3 滴，再用棉球将外耳孔堵住，以免药液外溢。每天滴 1 次。

说明 此方源于《医宗金鉴》，原名滴耳油，用以治耳痏。《普济方》单用核桃油治伤耳成脓出汁者。核桃油与冰片有抑菌、止痛作用。

胆矾粉喷耳

病证 中耳炎。

方药 猪胆汁、白矾。

用法 取鲜猪胆汁烘干研粉，加等量或 2 倍的白矾粉拌均匀。使用前先用双氧水洗净外耳道，拭干后将胆矾粉均匀喷入鼓膜穿孔处。置勿过多，以免影响引流。

说明 多数患者第1次上药后，次日分泌物增多变稀，2~3日后分泌物锐减，逐渐干燥。

枯矾冰片粉调糊滴耳

病证 中耳炎。

方药 枯矾90g，梅花冰片10g。

用法 将上二味药共研极细末，装瓶备用。同时加香油调成糊状，滴耳内1~2滴，滴后让患者侧头，使药直达病所，1日滴1~2次。每次上药先将前药拭去，再上新药。

说明 本方适用于由湿热所致之化脓性中耳炎。枯矾清热燥湿，冰片清热止痛，香油除为赋形剂外还有清热解毒之作用。

耳鸣

针刺耳门穴

病证 耳鸣的症状表现多种多样，可以是急性或慢性，也可以是持续或不规则的。患者听到的声音也各种各样，有蝉鸣声、嗡嗡声、沉闷声等。

取穴 耳门穴。耳门属手少阳三焦经。在面部，当耳屏上切迹的前方，下颌骨髁状突后缘，张口有凹陷处。

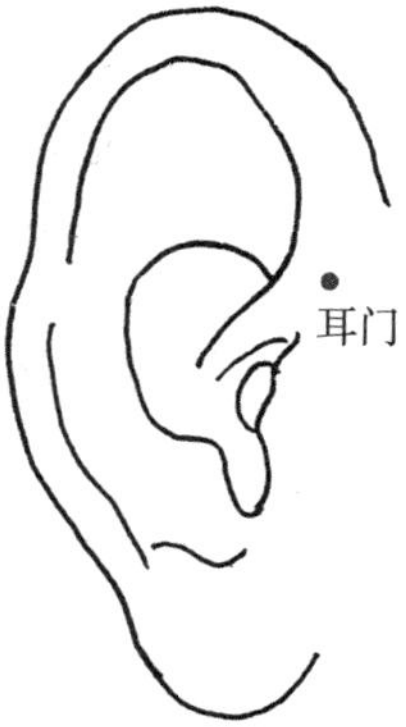

耳门穴定位图

操作方法 患者正坐，用1.5寸毫针于耳门穴进针，直刺，缓慢刺入0.5~1寸，并行小幅度提插捻转，得气后使针感传导到患耳再行震颤法约1分钟（频率200次/分）。留针40分钟，每10分钟施手法1次，再缓慢出针，挤压针孔片刻。上法治疗隔日1次，10次为1个疗程。连用1~3个疗程。

说明 《针灸甲乙经》说:“耳聋鸣，头颔痛，耳门主之。”耳鸣多表现为耳中闷胀，鸣声不断，声如蝉鸣或海潮声，多因肝胆火旺致少阳经气闭阻而生。耳门穴是手少阳三焦经出走耳前之门户，针之可通调少阳经的气机，气机调则耳鸣可止。

口疮

萝卜汁漱口

病证 口疮又称为口腔溃疡，是发生在口腔黏膜上的表浅性溃疡，米粒至黄豆大小，成圆形或卵圆形，溃疡面为口腔溃疡凹，周围充血，可因刺激性食物引发疼痛，一般 1~2 周可以自愈。

方药 萝卜自然汁。

用法 频漱去涎。

说明 现代药理实验证明，萝卜的醇提取物有抗菌作用，特别是对革兰阳性细菌较敏感，亦能抗真菌。故用于口舌糜烂有效。

大黄煎剂漱口

病证 口疮。

方药 大黄 9~24g。

用法 煎取 150~500ml（每剂最多使用 2 天），供漱口、热敷及洗涤用，每天 4~6 次。治疗前先清洗局部，除净分泌物。

说明 据现代药理研究，大黄对多种常见的致病真菌有抑制作用，《日华子本草》谓其“敷一切闻疖痈毒”，故对一般金黄色葡萄球菌感染的口腔炎、口唇溃疡、皮肤毛囊炎及头部疖肿等均有治疗作用。

针刺地仓穴

病证 口疮。

取穴 地仓穴。地仓属足阳明胃经，为手、足阳明和阳跷的交会穴。在面部，口角外侧，上直对瞳孔处。

操作方法 单侧溃疡取患侧穴，双侧溃疡取双侧穴。常规消毒局部皮肤后，用1.5~3寸毫针15°角先由地仓向水沟透刺，得气后留针5分钟，然后将针退至皮下，由地仓透刺承浆，得气后留针5分钟，而后将针退至皮下，由地仓透刺颊车，得气后留针10分钟。每日治疗1次。3次为1个疗程，一般针1~3个疗程。

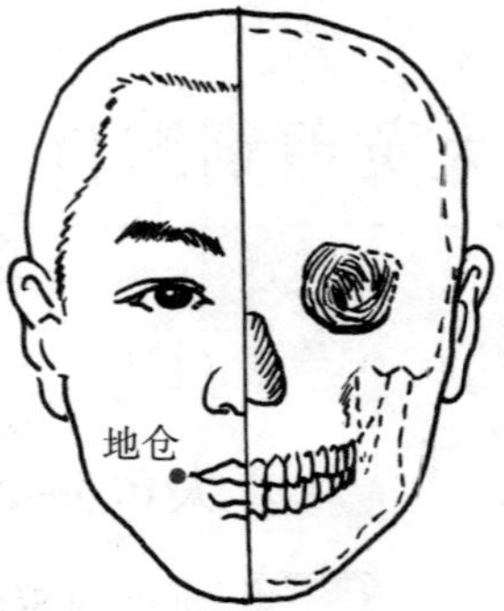

地仓穴定位图

说明 《肘后歌》说：“狐惑伤寒满口疮，须下黄连犀角汤。虫在脏腑食肌肉，需要神针刺地仓。”口疮是指口腔黏膜上的溃烂点，病情较重、范围较大者称为口糜，西医学称为口腔溃疡。病因多为肺胃蕴热或心脾积热。地仓穴属足阳明胃经，又位于口颊局部，“入上齿中，还出夹口环唇，下交承浆，却循颐后下廉……属胃络脾”。取地仓以清泻脾胃之火，通行唇口面颊之经气，分别透刺水沟、承浆和颊车，可加强局部气血的运行，使邪去正复，口疮可愈。

音哑

蜜脂膏频服

病证 声音沙哑，长期不愈。

方药 猪板油 500g，蜂蜜 500g。

用法 先将猪板油炼煮去渣，加入蜂蜜搅拌均匀，煎熬成膏，放凉，装瓶备用。暴喑可用羹匙（约 10ml）时时频服，缓缓咽下。久喑日服 3 次，每次两汤匙（约 20ml），连日服用，以愈为度。

说明 蜜脂膏来源于《本草纲目》，治肺中燥热伤阴引起的声哑。肺有燥热，热久伤阴，燥热与虚火上攻，而致声门开合不利，故音哑。猪板油微寒清热，利血脉而润肺；蜂蜜润燥解毒。燥热去，虚火降，肺自平安，声门开合利，声音自出。

急性扁桃体炎

蝎尾贴敷

病证 急性扁桃体炎是一种腭扁桃体的非特异性急性炎症，常伴有一定程度的咽黏膜及咽淋巴组织急性炎症，中医称为“乳蛾”“喉蛾”或“莲房蛾”。常发生于儿童及青少年。

方药 蝎尾1小节。

用法 将蝎尾置于直径2cm的橡皮膏正中，贴于下颌角下方12小时即能收效，若无明显缓解，可继续敷12小时。如有合并症，则应换用其他药物治疗。

说明 张寿颐云：“蝎乃毒虫，味辛。其能治风者，盖亦以善于走窜之故，则风淫可祛，而湿痹可利……观古方多用蝎尾，盖以此虫之力，全在于尾，性情下行。”此方利用蝎尾外敷，蝎毒可直接作用扁桃体，起到消炎作用，疗效颇速。

牙本质过敏

大蒜捣泥放痛处导灼

病证 牙本质过敏是指牙齿遇到冷、热、酸、甜等外界因素刺激时出现疼痛、无法咀嚼的症状。特别是在吃饭、喝水、刷牙吸到凉气时，会突然出现症状表现，疼痛剧烈，有时还会导致面部、头部剧痛。

方药 大蒜。

用法 将大蒜去皮捣碎，取一小块置于过敏点（酸痛点）。将齿科充填器在酒精灯上烧至微红，导灼牙面上之蒜泥，稍压几分钟，痛感即消失。一般采用上法 2~3 次即可见效。

说明 此方简便有效，与隔蒜灸法相似。

牙痛

花椒浸酒漱口

病证 风虫牙痛即龋齿，是一种由口腔中多种因素复合作用所导致的牙齿硬组织进行性病损，表现为无机质脱矿和有机质分解，随病程发展，从色泽改变到形成实质性病损。

方药 花椒。

用法 烧酒浸之，频频漱口。

说明 药理研究报道，花椒烯醇液有局部麻醉作用，用以治风虫牙痛有立竿见影之效。《食疗本草》云："治齿痛，蜀椒醋煎含之。"《太平圣惠方》云："治齿痛，川椒一两（云目），捣罗为末，以好白面丸如皂角子大，烧令热，于所痛处咬之。"皆取其具有麻醉之功，速止痛也。

针刺牙风痛穴

病证 风虫牙痛。

取穴 牙风痛穴。奇穴，位于腕横纹上2.5寸，掌长肌腱与桡侧腕屈肌腱之间。

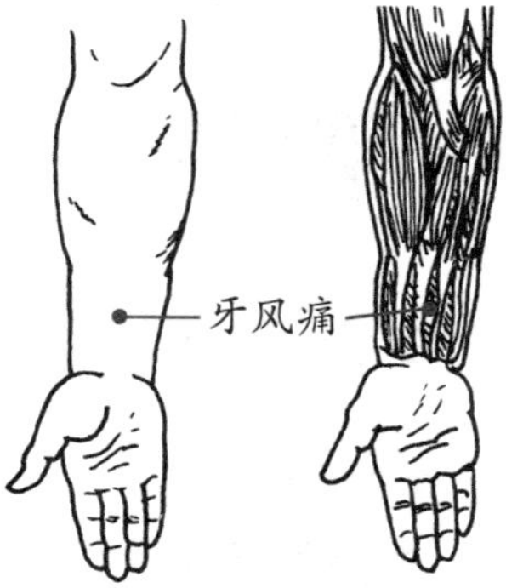

牙风痛穴定位图

操作方法 取1.5寸毫针垂直刺入牙风痛穴，深1寸左右，如无明显针感，行捻转、提插手法，直到有强烈的酸、胀得气感为止。下牙痛加刺颊车，上牙痛加刺下关。留针40分钟，每隔10分钟行针1次。

说明 《针灸孔穴及其疗法便览》说："牙风痛，奇穴。以中指尖至掌后腕横纹之长度折作4等份，以1等份自腕横纹直对尺泽穴引量，尽处两筋间是穴。针4~6分，灸3~7壮，主治因感冒而发的牙痛、疔疮肿痛，亦治前臂神经痛。"笔者年轻时，见一老医刺腕后治疗牙痛，屡试不爽。后读《针灸便览》，忽然醒悟，老医所针之处乃牙风痛穴也。余效仿之，亦每每取效。另有一奇穴名牙痛穴，位于手掌部，第 3、4 掌骨间，距指掌横纹 1 寸处，刺之治疗牙痛效果亦佳。

咽喉肿痛

少商穴点刺放血

病证 扁桃体炎常出现咽喉肿痛的症状，患者主要表现为扁桃体黏膜充血、肿大，伴有咽痛。

取穴 少商穴。少商属手太阴肺经，为手太阴肺经井穴。位于手拇指末节桡侧，距指甲 0.1 寸处。

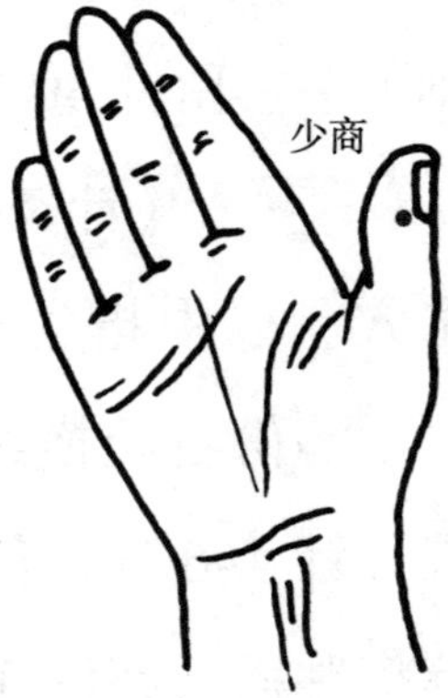

少商穴定位图

操作方法 医者先用大拇指、食指在患者少商穴周围推捏几下，促进局部血液循环，再用三棱针点刺双侧少商穴，挤出血液 3~5 滴，用脱脂棉球将血揩去。隔日 1 次，

3次为1个疗程。一般治疗1个疗程即可。

说明 《针灸大成》记载:“唐刺史成君绰忽颔肿，大如升，喉中闭塞，水粒不下三日，甄权以三棱针刺之，微出血，立愈，泻脏热也。”1970年前后，笔者之内弟10岁，患急性喉炎，咽喉肿痛，闭塞不痛，情况十分危笃，入院急救，打针服药之后，病情有增无减。当即用三棱针点刺少商出血，呼吸立刻通利，转危为安。正如《医宗金鉴》中所说:“少商惟针双鹅痹，血出喉开功最奇。”咽喉肿痛属于喉痹、乳鹅的范畴，多因肺热熏蒸而生。少商穴为手太阴肺经井穴,《灵枢》说“所出为井”;“病在脏者取之井”。刺少商，泄肺脏之热，燠热消除则经络通畅，肿自消，痛自止。

然谷穴点刺放血

病证 慢性咽炎属于中医“喉痹”的范畴，多因肾阴亏耗，阴液不能上润咽喉，虚火上炎，灼于咽喉所致。症见咽喉稍见红肿，疼痛较轻，口干舌燥，颊赤唇红，手足心热，舌质红，脉细数。治宜滋肾阴，降虚火。

取穴 然谷穴。然谷属足少阴肾经，为足少阴肾经荥穴。在足内侧缘，足舟骨粗隆下方，赤白肉际处。

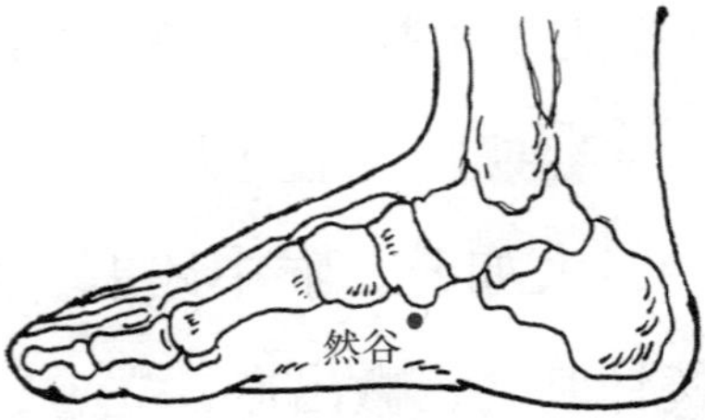

然谷穴定位图

操作方法 常规消毒后，用三棱针在然谷穴上点刺出血少许。次日取另一侧然谷穴点刺。每天 1 次，左右穴位轮换点刺。5 次为 1 个疗程，一般点刺 1~2 个疗程。

说明 然谷穴属足少阴肾经，刺之出血，有滋阴降火的作用，正如《素问》说："嗌中肿，不能内唾，时不能出唾者，缪刺然谷之前，出血立已，左刺右，右刺左。"《医宗金鉴》说："然谷主治喉痹。"临床观察，点刺然谷穴治疗慢性咽炎疗效确实，见效迅速，是一种便捷的效法。

口臭

针刺大陵穴、水沟穴

病证 口臭也称口气，指口中散发出难闻的气味，影响正常的人际、情感交流，令人十分苦恼。口臭患者（尤其是年轻人）会产生自卑心理，不敢与人近距离交往。

取穴 大陵、水沟穴。大陵穴属手厥阴心包经，为手厥阴心包经输穴、原穴。在腕掌横纹的中点处，当掌长肌腱和桡侧腕屈肌腱之间。水沟穴属督脉，为督脉和手阳明经交会穴。位于鼻唇沟中央。

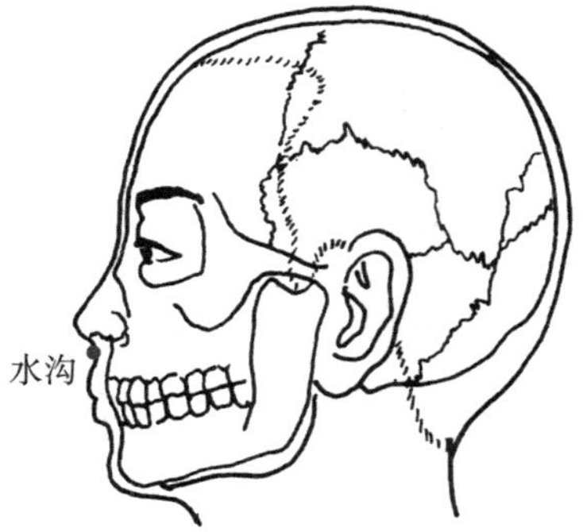

水沟穴定位图

操作方法 患者取仰卧位。用1寸毫针在大陵、水沟穴处施用泻法，反复刺激，以患者能耐受为度。留针30分钟，每10分钟行针1次。伴口疮者，用紫外光灯照射口疮局部1分钟。每日治疗1次，7次为1个疗程。

说明 口臭大多为心脾之火上逆，熏蒸于口舌所致。大陵穴为心包经输穴、子穴。心包与心有密切关系，“实则泻其子”，故泻大陵穴可清泻心火。《胜玉歌》说：“心热口臭大陵祛。”《玉龙歌》说：“口臭之疾最可憎，劳心只为苦多情，大陵穴内人中泻，心得清凉气自平。”均为经验之谈。又因大陵穴属土，与属土的脾胃二经相关，故用大陵穴泄心脾之热上攻所致的口臭效果显著。水沟穴为手阳明大肠经、足阳明胃经、督脉的交会穴，能泄阳经之热，统治一切热病。用水沟穴是局部取穴，使泄热的疗效直达口部，同时能清泄脾胃之热上炎所致的口臭。正如《玉龙赋》说：“大陵、人中频泻，口气全除。”

其他病证

食管炎

云南白药和纯藕粉炊熟慢咽

病证 食管炎是指食管黏膜浅层或深层组织受到不正常的刺激，食管黏膜发生水肿和充血而引发的炎症。这些刺激有胃、十二指肠反呕上来的胆汁、食物等。食管炎症状主要以吞咽疼痛、困难，心口灼热及胸骨后疼痛居多，当食管炎严重时可引起食管痉挛及食管狭窄。一般食管炎之出血较轻微，但也可能引起吐血或解沥青便。

方药 云南白药、纯藕粉。

用法 取纯藕粉2匙，加温水少许，和匀后再加冷水适量，充分调匀，在小火上加热，边热边搅，待呈薄糊状，已熟，加入云南白药1g、白糖少许，拌匀。患者卧床（低枕），含一口，仰卧咽下；再含一口，左侧卧咽；再含一口，右侧卧咽；再含一口，俯卧咽下；剩余者，仰卧咽毕。漱口后仍卧床勿起，1小时内饮水进食。每日服2次，以午餐后、晚间睡前服为好，可使药物充分作用于患处。

说明 本方适用于胃阴不足兼夹瘀滞，临床出现饮食减少、剑突袭击样疼痛等症者。藕粉养胃，并可消瘀；云南白药擅治伤痛，为活血镇痛之良药。二味作糊，寓药物治疗于饮食之中，不失为慢性食管炎、贲门炎调理之良法。

食物中毒

甘草汤内服

病证 食物中毒的特点是潜伏期短及突然、集体暴发，多数表现为肠胃炎的症状，并和食用某种食物有明显关系。由细菌引起的食物中毒占绝大多数，致病食品主要是动物性食品（如肉类、鱼类、奶类和蛋类等）和植物性食品（如剩饭、豆制品等）。食用有毒动植物也可引起中毒。

方药 生甘草15g。

用法 水煎300~500ml，2小时内分3~4次内服完。

说明 《本草正》云："甘草，味至甘，得中和之性，有调补之功，故毒药得之解其毒，刚药得之和其性，表药得之助其外，下药得之缓其速。"

脱发

侧柏叶酊外搽

病证 脱发的伴随症状是头发油腻，如同擦油一样；亦有焦枯发蓬，缺乏光泽者，有淡黄色鳞屑固着难脱，或灰白色鳞屑飞扬，自觉瘙痒。一般脱发可分为永久性脱发和暂时性脱发。前者即常见的男性秃顶，后者多因高热引起。另外，X线照射，摄入金属（如铊、锡和砷）或毒品，营养不良，某些带炎症的皮肤病、慢性消耗性疾病及内分泌失调等也可引起暂时性脱发。

方药 侧柏叶。

用法 将鲜侧柏叶浸泡于60%的乙醇中，7天后滤取药液，涂擦毛发脱落部位，每日 3 次。

说明 临床报道，观察 13 例脱发患者（均为前、额头顶至后枕部脱发，斑秃不在此列），治后均见毛发生长，如能坚持连续涂擦，并酌量增加药物浓度，则毛发可生长较密，同时不易再脱落。

胰腺炎

番泻叶冲服

病证 急性胰腺炎是胰腺中的消化酶异常激活导致的胰腺组织自身消化的急性化学性炎症。胰腺位于左上腹部，胃的后方，呈细长带状形。急性胰腺炎时胰腺水肿或坏死出血，临床表现为突然发作的急剧上腹痛，以疼痛向后背放射，恶心、呕吐、发热、血压降低及血、尿淀粉酶升高为特点。

方药 番泻叶。

用法 轻者 10~15g，开水冲服，每日 2~3 次；重者除口服外，再配 15g，200ml 开水冲开后保留灌肠，每日 1~2 次。

说明 番泻叶有泻下和抗菌作用,《饮片新参》谓之“泄热，利肠腑，通大便”;《现代实用中药》谓之“治食物积滞，胸腹胀满，便秘不能”。临床报道，治疗 30 例急性胰腺炎患者，全部痊愈出院，平均住院 4.8 天，腹痛缓解平均 2.1 天，发热患者体温恢复平均 1.8 天，尿淀粉酶值恢复正常平均 3.1 天。

生大黄代茶饮

病证 急性胰腺炎。

方药 生大黄 30~45g。

用法 水煎代茶饮，每日 1 剂，分 2~3 次服。便秘者水烧开后首次投药 30g，煮 3~5 分钟即服。服药后水泻，煎药时间为 15~20 分钟。连服 2~3 日，腹痛减轻后药量减至每日 15g，直至痊愈。同时输液并控制饮食。

说明 《药征》云:“大黄主通利结毒也，故能治胸腹满、腹痛及便闭，小便不利，旁治发黄瘀血肿脓。”急性胰腺炎主要症状表现为剧烈而持续的中上腹疼痛,《本草正义》云“大黄迅速善走，直达下焦，深入血分，无坚不皮，荡涤积垢，有梨庭扫穴之功”，故针对急性胰腺炎之腹痛、恶心、呕吐、黄疸、发热等能治之。